酵素

风行全球的**抗衰老**革命

江晃荣 著

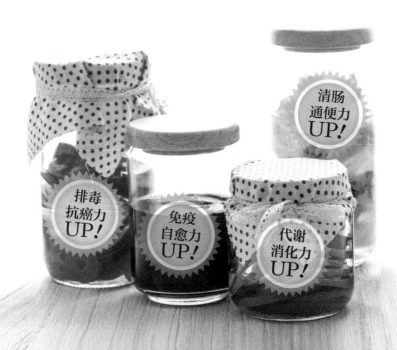

排毒
抗癌力
UP!

免疫
自愈力
UP!

代谢
消化力
UP!

清肠
通便力
UP!

吉林科学技术出版社

编者序

没有酵素，就没有生命

现在，人们的生活节奏越来越快，压力也越来越大，很多人开始寻找健康的生活方式。各类养生之道层出不穷，但能真正抓住养生核心的图书、讲座或者节目着实很少。

据科学研究表明，养生的关键很大程度上在于酵素。在国外，比如美国、日本等国家对酵素的认知，就如同中国人对钙的认知一样普遍，酵素养生也早已成为他们养生的新理念。如今，酵素也渐渐引起中国人的关注。

我们常常听到的酶，这种在人体内起着重要作用的物质其实就是酵素。它们是生命不可或缺的生物催化剂，参与着人体各项生理机能的活动，比如呼吸、食物的消化与吸收，等等，都离不开酵素的帮助。可以说，"没有酵素，就没有生命。"

尽管我们体内可以自行生产一定量的酵素，但我们每时每刻都在消耗它，消耗得越多，我们就老得越快。此外，现今社会油炸食物、精加工食物层出不穷，我们的生活被受污染的空气、防腐剂等东西包围，这些也都会直接或间接地影响到酵素的产生。因此，食补酵素十分重要。

酵素在全球已经很流行了，利用食补酵素来抵抗衰老、增强体质、美容减肥也已经成为一种风尚。但市面上还始终没有一本真正意义上可以将酵素这个概念普及的书。因此，我们引进这本由酵素研究的先驱与权威、中国台湾酵素教父江晃荣先生所著的《酵素》，以帮助读者了解酵素对我们人体的重要作用，使我们更好地补充酵素，实现抗衰老的目的。

这本书除了告诉我们酵素是什么、酵素都有哪些功能、为什么要补充酵素、怎么获取酵素等基础知识外，更重要的是，告诉我们什么样的身体状况要获取哪种酵素，怎样吃酵素，才能更有效地发挥酵素的作用。

除此之外，本书还附有100多种食物的酸碱度一览表，以帮助读者更加方便、快速地查询食物的酸碱程度，从而可以选择出有益身体的食物。针对不同病症，本书每一章节后面还附有相对应的天然酵素食材，以及专业的42道酵素养生食谱，比如对治疗中暑、腹泻、脚气、湿寒有很好疗效的青木瓜炖排骨粥，能补虚止汗、补肾壮骨的黄豆小排汤，等等，可以对症用酵，有效摄取。另外，本书的最后一章还附赠13道DIY天然酵素食谱，手把手教你如何制作天然酵素。内容翔实，专业实用。

让我们一起加入到风行全球的抗衰老革命中，吃对酵素，保持健康与美丽！

编者谨识
2014 年 8 月

目　录

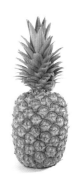

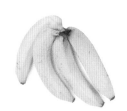

第2章

酵素缺得越多，就老得越快

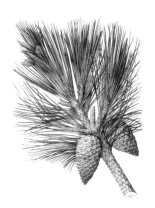

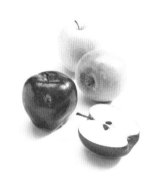

第 3 章

酵素帮你提高免疫力

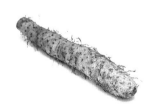

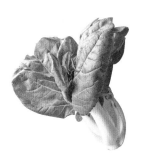

`第 4 章`

酵素帮你告别生活常见病

一、小心，我们都有病／66

二、治疗生活常见病，酵素堪称一绝／68

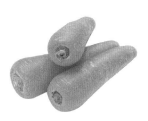

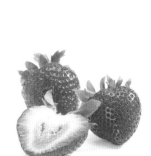

第 5 章

酵素化妆课，告诉你年轻貌美的秘密

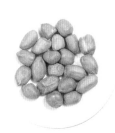
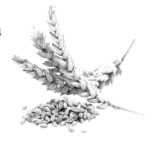

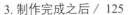

第1章

酵素启动人体能量

对于酵素这个名词，
许多人都是一知半解。
而酵素却是维持身体正常功能、
消化食物、修复组织的必需品，
也是保持身体健康的关键。
没有酵素就没有生命，
因此，提高我们的生命质量，
就要从了解酵素开始。

一、没有酵素，人体组织就死机

我们的体内大概有 60 万亿的细胞，它们每天默默无闻地活跃在各项生命活动中，让我们欣赏这个美好的世界。这些细胞中，每一个细胞又有着成千上万的酵素分子在交互作用着，负责帮助生命活动更好地、更快地进行。

可以这样说，如果人体像灯泡，那么酵素就像电流，也只有通电之后，灯泡才会发亮。而这电流正是人体生命力的表现，如果没有这些生命能，人类充其量不过是一堆化学物质的聚积而已。

也就是说，生命的存在，都是依赖酵素的作用，没有酵素，人体组织就死机。

1. 酵素是让生物体内所有组织活跃的催化剂

体内成千上万的酵素听起来很神奇，其实它们还有个更为通俗的名字，就是"酶"。它们是生物体内的催化剂，负责加快新陈代谢以及维持各项生理功能，比如食物的消化与吸收、各个器官的运作、细胞的修复与改善以及调节分泌的激素等，都需要酵素的帮助才能正常运转。

举个例子来说，大块食物被分解为小块颗粒后，酵素大家族就要发挥它们的作用了。它们会和这些食物颗粒混合在一起，加速启动消化功能，帮助其分解到小于 15 微米，这样食物的营养成分才能被毛细血管所吸收，从而被转化利用。如果酵素的含量不够，活性不强，这过程就很难进行，人体也就没办法吸收所需要的养分。

酵素广泛存在于一切生命体中，参与着生命体各项机能的活

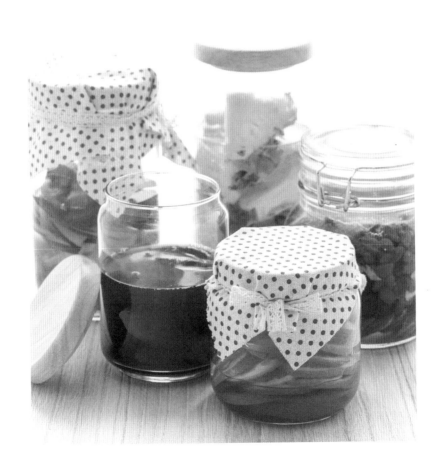

动，因此，人体内所有组织的活动都需要酵素。

可见，酵素对于我们现代人的健康，有着多么重大的影响。

2. 酵素是一种蛋白质

我们都知道，蛋白质是体内除了水分以外，数量最多的物质。而数量众多的酵素虽然个头小，但从构成元素来说，它们属于蛋白质的一种，因此也具有蛋白质的一些基本特质。

在维持生命与促进生长方面，酵素是建造与修补细胞组织的好帮手；在调节生理机能方面，酵素可以辅助调节体内酸碱平衡，抵抗疾病的传染与催化营养素的消化；在构成身体重要的物质方面，酵素还是构成细胞、制造或替换维持生命物质的一分子；在供给热能方面，每克酵素被完全氧化后，也能产生不小的热能。

既然酵素是蛋白质的一种，那蛋白质都是酵素吗？

当然不是，因为它们在构造上还有不相同的地方，所以并不是所有蛋白质都具有酵素的功能。比如说，当淀粉要分解为葡萄糖时，就需要"淀粉分解酵素"来帮忙。而每一个人的唾液、肠胃中都有这种"淀粉分解酵素"，但人体肌肉中的蛋白质，就没有分解淀粉的功能，所以蛋白质和酵素并不能等同。但这并不妨碍我们关注这些好帮手对人体产生的有益功效，只有更好地了解它们，才能更好地保持身体健康。

二、酵素助你不仅活得长，更活得好

酵素作为蛋白质的一种，能够帮助启动人体能量，加快催化人体内的生化反应，虽然主要是帮个小忙，但小小的酵素依然发挥着不可或缺的作用。还是那句话，酵素是维系生命的重要组成部分，没有酵素，人体组织就会停止工作。当然，这仅仅是酵素的基本特性，让我们再来看看酵素还有什么其他具体的作用。

1. 酵素能维持人体基本生命活动

如果把人体比作高速运转的机器，那么这台机器就需要生命能的积累作为必备的燃料。这些生命能就好比生活中常说的"精气神"，精气神越旺盛、劲头儿越足，人体的生理机能就能更好地进行工作。酵素中就存在着这些十分有益的生命能，来维持生命基本的组织活动。因此，没有酵素，就没有生命。

同样，不仅限于人类，对于其他生命体来说也是如此。生命的存在，都依赖着酵素的作用。如果生命体中缺乏酵素，就没办法产生基本的生化反应。酵素影响着生物体的生理机能运作，尽管我们体内有足够多的维生素、矿物质、水分、蛋白质及糖类（糖类）等，但如果没有酵素，我们依然无法维持生命。

有些自杀者选择喝农药或剧毒氰化物的方式，结束自己的生命，事实上，这也是利用服用毒物来让生命体内的酶素停止活动的原理，从而致命。

可以说，酶素是生命最基础的本体，没有酶素，生命就会停止。当酶素停止活动时，生命也无法持续。

2. 酶素是人体的发电机

我们都知道，汽车借助汽油燃烧、氧化产生能量后，才得以发动。事实上，人体内也有相同的程序，酶素在人体内就扮演着发电机的角色。

与汽油燃烧产生高热量一样，人体内的营养素也不断地转换成可利用的热能。然而，更复杂的是，这个过程需要借助氧化过程才能完成。也就是说我们吃下的营养素，都必须借助氧化作用，才能使原料（营养素）转变成能量（热能）。

还好，人体不会像汽车长时间工作后会产生高热一样，人体在常温下，不需任何高压设备就能进行氧化反应，而这些都得归功于酶素。借着各种酶素的作用，人体才能安全而顺利地进行复杂的养分氧化工程。

除了热能的制造外，酶素还兼具未雨绸缪的热能贮备功能。

人体内各种酶素联合作用，可将吃下的食物转化为一种叫作ATP（三磷酸腺苷）的物质。这种物质可以储存能量，当我们要维持体温、工作与运动时，ATP 便会释放出能量。

大家可能听说过，喝醋可以促进身体健康，事实上，这是因为醋可以转变成一种叫作"乙酰辅酶A"的物质，可以直接产生能量，以供身体使用，其中就包含各种各样含有 ATP 的酵素，说的就是这个道理。

3. 新陈代谢与细胞修复都靠酵素

生物体内有成千上万种新陈代谢的过程在不断地运作着，维系着生命体的活动。如果把人体新陈代谢的过程比作一个工厂的生产加工过程，那么酵素就是其中的工程师，它们负责启动、帮助与监管身体的每一个细胞或器官，来完成基本工作。

当新陈代谢系统发生问题时，人体就会感觉到不舒服、疲倦，甚至引发肥胖、消化不良、便秘等状况，而多数都是由于缺乏相对应的

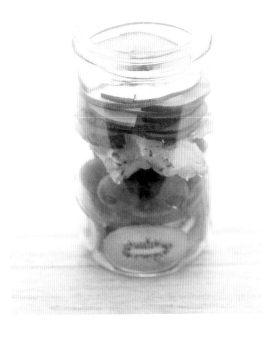

酵素而导致代谢不足引起的。比如肥胖，就是由于人体缺乏脂肪酶（酵素），不能充分分解身体的脂肪，导致脂肪堆积而引起。此时，如果及时补充缺失的酵素，就可以使代谢过程恢复正常，排出体内废物，以维持身体健康。

此外，酵素还具有使细胞复活的功能，它们可以促进正常细胞增生及受损细胞再生，使细胞健康、肌肤有弹性。比如，人体内的细胞经常会发生 DNA 损伤，常常由于受太阳的紫外线辐射、肿瘤化学与放射线疗法辐射等影响，对正常代谢的自由基产生伤害。如果没有及时修补还原的话，就容易引起各项疾病，甚至致癌。而人体内的代谢酵素，此时就会相互合作、帮助修补。

因此，及时补充酵素，对促进体内新陈代谢与细胞的修复，都起着很重要的作用。

Tips
为什么米饭或馒头越嚼越甜呢？

这是因为口腔内有唾液及唾液淀粉酶（酵素）的帮助。唾液用来濡湿食物，使其成团状，以方便吞咽；唾液淀粉酶帮助消化淀粉，使分解作用加强。然而，由于食物停留在口腔的时间并不会很长，因此，淀粉在口腔内的消化并不重要。口腔除了消化淀粉外，尚可将一小部分淀粉转化成麦芽糖，所以吃米饭或嚼馒头，越嚼越会感觉到甜味。

4. 酵素是分解消化食物、吸收营养的大魔术师

⤷有了酵素，吃牛排才不会长牛排

我们每天吃进的食物，主要是分子较大的蛋白质、脂肪、糖类等，需要将大分子食物分解成小分子养分以供身体进一步使用，这个分解过程最大的功臣，就是大家所熟知的消化作用。

但是食物为什么会被消化分解呢？为什么肚子饿的时候没有力气，但是吃饱后就有力气呢？原来，生物细胞中还有一个大魔术师，会将食物转变成各种不同的东西，而主导这类变化的魔术师就是酵素。

人体内因为有酵素，所以吃完牛排后不会长牛排。酵素会先将牛排分解，再重新组装成人的肌肉。

食物的第一步消化作用是物理消化，发生于口腔，用牙齿将食物切断、磨碎，增加食物与消化液的接触面积，咀嚼越细就越容易消化。

食物进入胃时，会开始化学消化，就是我们熟知的将淀粉分解成单糖、蛋白质分解成氨基酸、脂肪分解成脂肪酸。分解后的养分，才能被细胞吸收利用。

但无论是物理消化，还是化学消化，这些过程中都需要不同的酵素参与，进行催化作用，养分才能更好地被人体吸收。比如，胃液中的主要酵素——胃蛋白酶，可以把蛋白质分解成小分子蛋白质，送入小肠后，再做进一步水解。按照一般的认知，食物酵素还

有其他三类，分别是分解淀粉的淀粉酶，分解脂肪的脂肪酶，分解纤维的纤维酶。这样，有了各种酵素的通力协作，吃下的食物才会更好地被消化吸收。

失去酵素，吃再多也得不到营养

在人体中，有各种不同类型的酵素，负责体内各种化学反应，如：食物的消化吸收、手脚的肌肉动作、头脑的思考判断。各种变化同时在一天 24 小时之间不停地运转。因此，需要由每天所摄取的营养素来帮助其规律地运作，这就是我们生命活力的来源。如果没有了酵素，这些营养素就无法消化吸收、转变与催化。所以，身体一旦缺少了酵素，即使我们吃再多的食物，也无法取得营养。因此，酵素是健康的源泉，也是生命的源泉。

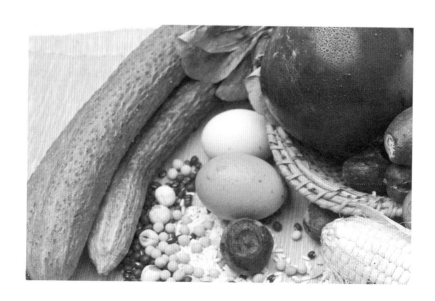

三、酵素工作也有脾气

　　尽管人体内的酵素总数多得惊人，然而每一种酵素都有独特的功能，只有发挥每一种酵素的长项，才是酵素发挥最大作用的前提。酵素在运作过程中，还需要和其他同伴通力合作，共同完成任务，并在此基础上保持活性，这样才可以把酵素的功效发挥得淋漓尽致。要想使酵素工作好，就需要提前了解下酵素的脾气秉性。

1. 各种酵素分工合作，保证人体功能正常

　　每一项新陈代谢都有专属的酵素，为了满足各项新陈代谢的需求，人体内的酵素也有成千上万种。尽管人体内的酵素总数多得惊人，然而每一种不同的酵素拥有不同的功效，每一种酵素通常只能催化一种物质或是进行一种特定的反应。蛋白质类酵素无法消化脂肪，脂肪类酵素也不能消化淀粉，它们各自都有属于各自的专属领域，这就是酵素的"专一性"，换言之，酵素是相当高智慧的。因此，鉴于酵素这样"专情"的特性，我们就可以对不同的症状，有针对性地进行补充。

　　当然，尽管酵素很"专情"，但它们依然要和其他酵素同伴通力合作，才能更好地完成任务。它们很有"团体精神"，除了极少

数的例外，为了达成任务，大部分酵素的活动都是以团体为单位的。比如，可以将葡萄糖发酵成酒的酵母菌，就必须靠一连串酵素的集体反应，才能创造出美酒佳酿。

2. 维生素和微量元素是酵素的好帮手

酵素的"团队意识"不仅表现在和其他酵素上，还表现在它们推动生化反应时，也需要有小帮手来共同完成任务，这些帮手就被称为辅酶。我们日常生活中常见的微量元素，如锌、镁、铁等，以及维生素，都具有这样的辅助功能。

比如，许多微量元素具有酵素活性化因素，因此可以直接或间接地参与酵素的活动，增强它们的活性；而维生素与矿物质除了本身的营养成分之外，还含有促进化学反应的成分，也同样可以发挥辅助酵素的功能。

通过前文的描述，我们都知道，酵素是一种蛋白质，但酵素其实也含有一定的维生素、矿物质等。尽管如此，大部分酵素仍然需要有大量矿物质、维生素等营养素的辅助，才能完成各种任务。

以营养素转化为热量为例，在第一阶段的反应中，一种名为"烟草酰胺"的维生素成分就要帮助"去氢酵素"将物质中的氢去除；在搬运氢分子的第二阶段中，另一种称为"维生素 B_2"的维生素便会同样参与作用，帮助去氢。但这些"小帮手"仅靠酵素本身的含有量是完全不够的，还需要大量补充，才能发挥其最大效应。因此，在日常生活中，经常补充酵素还是很有必要的。

维生素和矿物质，可以说是酵素进行各种作用时不可或缺的最佳帮手，这也是服用维生素能达到消除疲劳、促使全身活化效果的原因之一。

当然，虽然维生素具有如此惊人的功效，但我们仍建议读者从日常饮食中充分摄取天然维生素，而非依赖人工维生素的补充，这样会有更佳的辅助效果。

3. 高温、酸碱失衡，会使酵素失去活性

酵素活性是代表酵素质量好坏的重要标志，因此，保持酵素的活性，对于酵素发挥重要功效具有很大的意义。那么，如何保持酵素的活性呢？

酵素失去活性是由于变性引起的，这种"变性作用"，也是因为酵素具有蛋白质的一些特性而产生的。"变性作用"是指若蛋白质受到酸、碱、尿素、热以及辐射的影响，就会使其分子结构遭到破坏，从而改变自身的生理活性，使其功能失去效用。

就像鸡蛋煮熟后蛋白会凝固的道理一样，蛋白质遇到高温后，使得其结构受到破坏，同时也就失去了孵化小鸡的功能。酵素是蛋白质的一种，也具有类似的特性。通常情况下，很多酵素冻结之后很安定，在低温状况下也比较安稳，因此，可以使这些酵素冻结或是变成冷冻干燥粉末而长期保存。但大部分的酵素约在 50℃就开始

吃蛋白质类的食物时，生食更好吗？

　　既然高温会使得食物中的酵素变性，并失去相应的功能，那是不是生食蛋白质类的食物会更好？当然也不是。凡事都要有个度，其实蛋白质经适当加热也可以帮助消化，但过度加热则会使其难以消化，因此只要不过度加热，而是适当加热食物，就有利于蛋白质的消化吸收。再者，酵素的本质为蛋白质，食物中的酵素需要经过水解，肠道才能吸收，如果人体直接吸收未经消化水解的蛋白质，便会发生过敏反应，这就需要适当加热以帮助人体吸收。

变性，温度越高，变性速度越快，酵素的活性就会急速减低。在70℃时，大部分酵素就会完全失去活性，所以在补充酵素时要特别注意温度的问题。

　　同样的道理，酸碱性也会影响酵素的活性。

　　人体的消化液酸碱值不相同，胃会分泌"胃蛋白酶"，并开始消化蛋白质食物。胃蛋白酶只在酸性的消化液中活动，进入小肠后，碱性的胰脏分泌物会阻碍胃蛋白酶的作用。此时，小肠会分泌消化蛋白质的"胰蛋白酶"，可以取代胃蛋白酶未完成的工作。

　　所以，人体在酸性环境的胃里消化蛋白质，然后在碱性环境的小肠里继续消化工作；而胰脏所分泌的淀粉酶和脂肪酶会进入小肠，消化脂肪及糖类。由人体消化过程，可知酵素与酸碱值的关系。所以一些酵素产品号称具有疗效，但酶不耐胃酸，以口服方式摄取就会马上变性，失去酵素功能，成为氨基酸液。然而一般人都普遍不知情，即使以高价购买口服酵素产品，得到的效果当然也是极为有限的。

有关专家称，对大部分的酵素而言，在消化系统中，弱碱性才是其最适合发挥作用的环境。因此，在日常生活中，我们应该多摄取蔬菜、海藻类等碱性食品，以维持弱碱性的体质，这样才能使酵素完全发挥作用。

Tips
生机饮食法

＊为什么要实行生机饮食法？

人类由于饮食文化的关系，食物大多经过蒸煮。因此，存在于天然植物、动物中的酵素由于加热受破坏，现代人摄取到来自大自然的酵素的机会就不大。

日本人喜好吃生鱼片，因纽特人也是生吃鱼肉，据推测：经常补充生鱼肉中的酵素可能是日本人长寿原因之一。野生动物在大自然环境中生存，都是食用生的动植物，因此经常从天然植物、动物中获取酵素，也比较不易生病。

所以，回归自然饮食的生机养生法，可以最直接地摄取天然食材中的营养成分，特别是可以帮助提高酵素的摄取机会。

*什么是生机饮食?

上文我们提到过，烹饪食物时如果温度过高，会导致食物中的酵素被破坏，就不能发挥它的最佳功效，而生机饮食这种新饮食方法的提出，就很好地解决了这一问题。

生机饮食是指不吃经农药、化学肥料、化学添加物和防腐剂处理或污染的天然食物，也就是多吃未经烹煮的食物及新鲜动植物。生机饮食强调的就是生食的论点，是基于食物中含有大量酵素及氨基酸，而酵素为人体新陈代谢所需，氨基酸是构成人体细胞的主要成分之一。

依进食方式，生机饮食可以分为完全生机饮食、部分生机饮食及中庸式生机饮食3种。

"完全生机饮食"强调至少50%的饮食采用生食，而且是完全素食，也就是说日常饮食排除禽、畜、鱼等肉类，也不含蛋类、乳类及其制品。"完全生机饮食"的主要目的，在于增加包括酵素在内的营养素的吸收，以清除体内毒素，进而达到治病的效果，甚至断食疗法也为疗程的一部分，以加强排毒的效应。

"部分生机饮食"也有着完全生机饮食的精神，仍然采用完全素食，但是不刻意强调生食。

"中庸式生机饮食"则在于选用无污染的动植物食物，不强调素食，饮食中可以并用深海鱼及少量有机白肉、有机蛋或乳制品，减少烹调用油量，避免油炸、油煎或油酥的高油烹调方式，改用清蒸、水煮或凉拌的方式。

＊生机饮食有没有缺点？需要注意什么？

任何事情都有正反两面，从补充酵素的立场来看，生食最有利，但也必须注意生食所带来的一系列影响。

生食的一个很重要的问题是：由于植物栽种时未施用农药，常有寄生虫或其虫卵藏于植株，若未清洗干净就拿来生食，轻则发烧、恶心、呕吐，重则影响神经系统，甚至导致肠胃穿孔，有时还会有蛔虫寄生在肠内。

此外，我们常见的蔬果，含有大量的天然抗氧化剂，这一类抗氧化剂属于脂溶性的，即在少量油的存在下可以使其吸收率提高数倍；如果只是生食，在没有烹调油的情况下，其吸收率是相当有限的。

而对于不吃任何动物性食物的完全素食者来说，如果只摄取蔬菜、水果及谷类，则更容易造成蛋白质缺乏，或是摄取的蛋白质所含的氨基酸比例不均，就会造成蛋白质利用率差。由于饮食排除了乳类及其制品，使钙的摄取量也不容易达到每日1000毫克的标准。

另外，生机饮食中的豆类食物，含有抑制胰蛋白酶的成分及血凝素，如果生食豆类会使小肠中胰蛋白酶的作用受阻，蛋白质的消化将会受干扰，血凝素则会破坏红细胞，使得红细胞携氧量降低。加热的过程可以破坏这两种成分，提高豆类蛋白质的利用率。所以生食豆类食物并不一定可以获得较高量的营养素。

尽管生机饮食含大量的高纤蔬果、豆类及五谷杂粮，摄取高纤维的食物，有助于促进肠胃蠕动，预防大肠癌及慢性疾病，但是纤维在肠道中会吸收水分产生膨胀效应，对于肠胃道手术后或肠胃功能不佳者，可能会有腹胀、胀气的现象。

过量的纤维会干扰食物中钙、铁及其他矿物质的吸收，因此贫血、骨质疏松者，或者正在服用铁剂、钙片或其他矿物质补充剂时，不宜和大量的纤维同时食用。

＊怎样调配生机饮食对身体最好？

中庸式生机饮食是个不错的选择，也就是说在每周饮食中至少有3次的鱼类摄入，另外可加入有机蛋、有机肉及乳制品。选用的肉类必须是白肉，不吃猪、牛、羊3种红肉，而且应该选择橄榄油、芥花油或茶油作为烹调用油，避免油炸、油煎及油酥的烹调方式。

其次，每天至少吃2种以上水果，3种以上蔬菜，以五谷杂粮取代精白米或白面包。如果是纯素食者须注意广泛摄取多样的食物，避免营养不均，而且一餐中须同时包含五谷类和豆类，因为谷类缺乏离氨酸，豆类则缺乏甲硫氨酸及胱氨酸，同时食用五谷类和豆类，则可取其氨基酸互补的功效。

此外，每周食用4～6次坚果类食物以补充蛋白质及脂肪酸，吃饭时还可以添加酵母，用来补充B族维生素。

四、人体自身产量低，食补酵素更重要

了解了酵素这么多特性，你是不是已经意识到酵素的重要性？是不是对如何获取酵素也已经产生了好奇呢？当然，酵素不光要靠体内自行生成，还要靠食物补充，而食物补充酵素又分为生食天然酵素，以及摄取综合酵素的补充物，这期间还有很多需要注意的事项，让我们先提前了解下该如何更好地补充酵素。

1. 为什么要获取酵素

✎ 体内生成酵素并不够

每个人一生中可以自行生产的酵素总量是一定的，这个总量就叫潜在酵素。这样的潜在酵素就如同银行存款，不论是用在饮食还是娱乐上，余额都会减少。同样的，潜在酵素也会因为消化吸收、代谢解毒的需要而逐渐减少。但是，这种潜在酵素的自产量是有限的，并不能及时补充人体各项生理功能的正常运作。

此外，食品工业技术突飞猛进后，人工添加剂大量地进入每个家庭中，也进入了我们的体内。而这些文明进步下的快餐与精致食品文化，不但无法帮助食物酵素的补充，还会消耗体内自发性分泌的酵素。这样，不但会使得原有的酵素失去功效，还会造成器官的损伤，形成现代人的各种常见病。

随着各种生活习惯、饮食习惯的变化与器官的老化，人们分泌酵素的能力逐渐下降，越来越多的人处于营养不均衡、消化不良、便秘与疲惫等亚健康状态，此类消耗，更会加剧减少体内酵素的含有量，一旦减少到无法满足新陈代谢的需要时，人就会死亡。所以，光靠人体自产的酵素含量，是行不通的。

吃得均衡，营养不一定均衡

酵素、糖类、蛋白质、脂肪、维生素以及矿物质，都是维持人体正常运作的能量来源，当我们工作时，人体快速用尽能量，并且亟须补充。这个时候如果我们能吃得均衡，是不是就能补充体内缺失的酵素呢？答案也不尽如此。

我们虽然重视食物的量和均衡营养，但只解决了一半的问题，就是养分能否全部被身体吸收并充分利用，"利用"才是关键所在。很多人注意吃得均衡，但营养却不一定都能保证。因为，我们吃的食物中常常缺乏酵素，而酵素对食物消化和养分的吸收都很重要，酵素广布于血液、肌肉、组织及器官内，并与所有新陈代谢息息相关。

没有酵素，人休无法运作；没有酵素，人不能顺利吸收营养并消化蛋白质，导致胀气、疲累、僵硬和动脉硬化；没有酵素，未消化的脂肪会让血液浓稠，无法完全利用氧及胆固醇。酵素不足的坏处说也说不完，但肯定是均衡营养中失落的一环。

我们所吃的食物中可能富含营养，却少了人体运作所需的酵素，这也是维生素为什么被称为酵素辅助物的原因，因为它们一定要和酵素结合，人体才可以运作。所以，我们在摄取食物的时候，一定要注意合理搭配，多吃些含有丰富酵素的食物，才有可能吃出健康来。

酵素疗法，温和又彻底

通过获取酵素的方法进行某些治疗，既温和又彻底。酵素比一般药品效果来得都要好，效果温和持久，尽管疼痛不会立刻消退，但可以与现代医学互补。酵素不会给胃增加负担，特别是当胃发生病变时，不会给胃增添不必要的麻烦。另外，由于酵素所含糖类可直接转化为能源而加以利用，所以对细胞及脑部运作也有很大的帮助。

酵素作用于人体并不是以针对任一脏器为目标，而是全方位治疗的，如西药的心脏病、肝病药物均有固定目标脏器，而酵素却没有。酵素与一般药品也有很大不同。

不过，酵素治疗真正见效需要花比较长的时间，针对的病症不可能花 1 小时或半天就痊愈。即使是疱疹、雀斑也都得连续服用 1 个月左右特定的酵素，如果中途停止服用，那日后效果如何就不知了，不论重病或疱疹、雀斑等，治病原则都一样。原因是酵素不着重局部，而是强调身体各部位的彻底治疗。

当然，酵素不是药品而是食品，就像薏仁、芦荟、蒜、香菇等被称作健康食品一样。但与这些保健食品还是有不同之处：综合酵素是由数千种的酵素所组成，其中不少酵素就具有上述各食品所含的成分；酵素会在胃部产生消化分解作用，所以被小肠吸收后能供给各组织器官充分营养以达到疗效。就疗效到达的速度而言，比服用一般药品要快 20～60 分钟，比注射的方式大概只慢 3～5 分钟。一般健康食品在体内的吸收会比酵素慢一些，因为其过程是先在胃里消化分解，到肠道再继续分解，最后特效成分才被吸收，速度与普通食品一样要花 1～2 小时。

2. 如何获取酵素

既然获取酵素有这么多好处，那么，我们又该如何获取酵素呢？

目前，科学家还无法利用人工合成来制造与生物体内相同结构

Tips 应该如何选购市售酵素？

＊取得相关卫生部门的审核。

＊由合法专业酵素工厂生产。

＊具有高度活性，加工制作过程在不超过 40℃的环境下完成。

＊活性稳定，以生化科技进行保护，不易受外界环境影响。

＊在人体胃液酸性环境下，保持较长时间的活性。

＊可同时与其他天然抗氧化的活性物质结合，并受到保护及提高功效。

的酵素。因此，从外界食物中获得酵素显得尤为重要。

通过外界食物获取酵素，有两种途径：

首先，靠生食天然食物，这样既可以避免高温对酵素的破坏，又可以使食物中的酵素更好地被人体吸收。比如日本人常吃的生鱼片、生马肉或生牛肉等，就是由生鲜动物中直接获取酵素，而生菜沙拉及生鲜蔬果汁则是由生鲜蔬果中直接获取酵素的。

此外，还有一种途径，就是通过适当烹饪具有综合酵素的食物，来间接获取酵素，或是搭配食用，以发挥其综合作用。这样，就需要我们关注不同食物中所含有酵素的种类，以及搭配起来后它们的综合作用（可以参考本书每章后介绍的综合酵素食谱），再根据我们的症状选取食补酵素。对症用酵，这本书的最大优势就在于此。

3. 补充酵素的一些注意事项

我们知道了该如何补充酵素，那么补充酵素时又该注意些什么呢？

🐾 谷、豆、奶类蛋白质虽好，也要注意

生活中一些蛋白质含量高的谷、豆、奶类等食物，其所含有的综合酵素量并不相同。

就拿谷类蛋白为例，以大米、面粉及玉米含量居多，它们各有各的长处与不足，如果一定要论这 3 种食物的综合蛋白营养价值的话，以面粉最好，大米次之，玉米最劣。

豆类食物中以"黄豆蛋白"质量最好。

乳类食物中，"牛乳蛋白"与"鸡蛋白"一样好。

🐾 蛋白质补太多，小心钙流失

有人也许会问，如果酵素是蛋白质的一种，那就多吃些谷、豆、奶类等蛋白质含量高的食物，会不会补充更多酵素呢？答案并不是这样。比如我们熟知的"胶原"，如果加热过度，就会形成没有营养价值的胶状物，并不适宜单独食用。

此外，如果过多食用咖啡、高蛋白饮食或其他的兴奋剂，使得我们的身体进行着不正常的新陈代谢时，就会使新陈代谢率加快，那么酵素会被很快地用完，人虽然会有精力旺盛的错觉，但最终的结果却是造成能量的降低。这样，过度提升新陈代谢的做法，会使

酵素消耗得更快，终至未老先衰。

这是由于尽管高蛋白质饮食令人亢奋，却会对人体造成严重的伤害。人体若是摄入过量的蛋白质，必须借由肝脏及肾脏内的酵素来分解；分解后产生的副产物是作用如利尿剂的尿素，而尿素将刺激肾脏制造出更多的尿液。此情况下人体中的矿物质很容易随着尿液排出体外，而其中钙的流失最严重。

每天摄取 75 克的蛋白质，以及高达 1.4 克的钙，人体中就会有更多的钙被尿液排出，而不是被人体吸收。流失的钙必须由骨骼里的钙质贮存库来补充，久而久之，便会引起骨质疏松症。

补充维生素，一定要加酵素这一味

前两点说明摄取了过量的蛋白质或食物，会导致酵素、维生素和矿物质的流失。人体内的酵素贮存量会很快被用尽，或是被贮存起来。而食用酵素补充剂并多进行生机饮食，都是增加酵素贮存量以及身体能量的方法。

人发烧时的尿液和运动流的汗里含有各种酵素。同时在粪便及蛋白质、脂肪、糖类、维生素和矿物质的废物中，也都发现有酵素。

每天补充维生素和矿物质等养分，更不要忽略食用酵素补充剂或多吃生食。如果没有补足充分酵素的数量，只想到维生素和矿物质，也会害了自己。人体自行从其他器官吸取酵素来替换，久而久之，就会导致酵素耗尽、人体早衰及能量不足。

维生素的吸收依赖酵素，酵素也依赖维生素，临床研究早已发现，服用加酵素的维生素胶囊后，人体需要补充的维生素及矿物质的量就减少了。

每个人都应该补充酵素

酵素不仅是维持生命的根本，更是生命的原形。自然界的植物，从开花、结果、落叶到腐化，以及动物的消化吸收过程，无一不是酵素在发挥作用。如果酵素失常，那么消化、解毒功能都将停止。因此，每一个生命体都应当依其所能维持生命延续营养的需求来补充酵素，方能身心健康、延年益寿。

通过上文我们知道，人体内的酵素含量是有限的，因此，我们需要通过饮食补充酵素的方式来提高体内酵素的含量。每个人都应该尽其所能地补充酵素，这样才有可能使我们以性价比最高的方式延年益寿，同时获得健康与美丽。那么，特殊人群也可以补充酵素吗？他们有没有什么限制呢？

营养过剩的肥胖者

心血管疾病一直是人类十大死亡病因，其危险因素有高血压、高胆固醇、空腹血糖过高、血中胰岛素过高等，而肥胖更是其中之一，而且是主要危险因素。因为肥胖会影响到溶解系统与凝血系统，增加心血管发病机会。再加上部分过度肥胖者，由于压力过大，或者暴饮暴食，更会造成免疫力快速下降，以及为了减肥而控制所进食物的热量，就会造成营养失衡、免疫力下降等问题，甚至形成恶化等不良后果。而酵素因具有预防心血管疾病，可提升免疫力的功效，因此可以说酵素是肥胖者的最佳营养补给品。

需要大量体能的运动员

运动员或经常运动的人最在意的是，食物的养分是否被身体所吸收，并且是否能够被充分利用。然而，他们却忽略了另一项重要事实，那就是活动越激烈，酵素消耗量越多。因此为了预防酵素短期内大量消耗，食物酵素的补充便是最佳的方法。通过食物酵素的补充，不仅是能够帮助食物消化和养分吸收的关键，更是能够弥补运动后大量酵素流失的最佳方法。

老年人

老年人可以借助酵素来帮助消化。这是由于天然食物是由许多的营养成分集合而成，为了使食物中的营养素能更多释放，以供给人体吸收利用，食物要先经过咀嚼的程序，使食物变成碎块以方便消化酵素。

而酵素都是由蛋白质所组成的，高温烹调会破坏酵素的活性，使酵素失去作用。由于熟食的习惯，人体无法利用食物中原有的酵素，因此，必须由人体自行分泌消化酵素。

但随着年龄的增长，人体分泌酵素的能力会逐渐下降，老年人的消化问题会更严重。所以，老年人更要多吃生的蔬菜水果，生的蔬果除了补充糖类、维生素、矿物质以外，其内还含有大量天然酵素，以降低身体的负担。

生病发烧的孩子

当孩子在生病发烧时，免疫系统需要大量酵素来帮助体内排出异物或病菌。因为酵素具有直接消炎作用（减缓发炎反应）、间接消炎作用（抑制发炎反应）、去除自由基作用（减轻细胞的毒性作用），在一定程度上可以帮助减缓抑制发炎症状，因此酵素是最佳的营养供应良方。

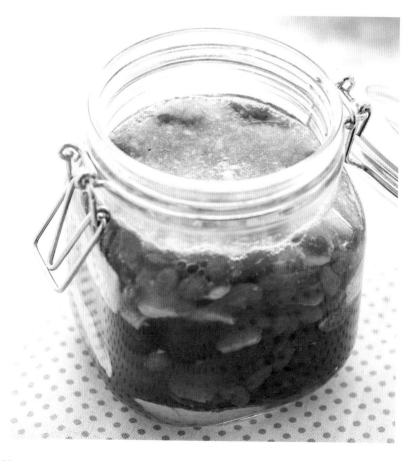

五、天然酵素食材，各具妙用

在我们日常生活中，经常会接触到天然酵素食材，只是不自知而已。天然酵素食材往往更有利于人体的吸收，会让酵素更好地发挥作用。然而，由于酵素是很"专情"的，因此，不同的天然酵素其实都各有其特点和特殊用途。

1. 酒曲、味噌曲和酱油曲，来自谷物

我们常见的谷物使用霉菌发酵，能产生酵素的谷物一般称为"曲"。传统上，用来在大米上繁殖含蛋白质分解酵素及淀粉分解酵素，也可用以制造酱油（酱油曲）、味噌（味噌曲）、清酒（清酒曲）等。

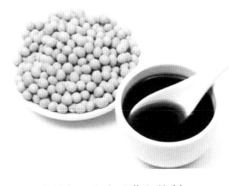

中国传统的酿造食品，用"曲"的历史甚久。现在"曲"的制造，大多以工业规模生产。"曲"根据所用的材料，米、麦、豆和麸皮等分别称米曲、麦曲、豆曲和麸皮曲等。依用途不同又分为酒曲、味噌曲和酱油曲等，依形状的不同分为块状曲和散曲，前者以

中国的高粱酒曲、后者以日本清酒曲为代表。它们都可以作为天然综合酵素，来帮助我们调节新陈代谢，维持人体机能的正常运作。

2. 抗炎、抑癌，菠萝酵素功效好

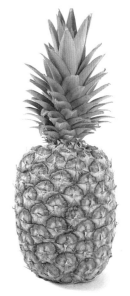

自古以来，老祖宗就告诉我们，菠萝很爽口。相信大家都有过这种经验，如果吃太多菠萝，嘴巴会容易破、不舒服。事实上，这是因为菠萝中富含蛋白分解酵素的缘故。

菠萝中的酵素主要从茎中抽取，所以称为菠萝茎酵素，中国台湾的菠萝酵素生产量曾是全球第一。

菠萝中含有丰富的蛋白，这是其酵素的主要来源。菠萝酵素在医学临床上有许多功能，如抗发炎、改善关节与肌肉伤害、清除伤口坏死组织、降低关节发炎疼痛、改善消化道及呼吸道功能等。另外，近年来的研究还发现，菠萝酵素有增强免疫力及抑制癌细胞生长的功效。

因此，萃取综合天然植物酵素，菠萝可以说是相当重要的原料，除了菠萝酵素外，其他营养成分也会一并取得。

3. 消化、解毒，木瓜酵素作用大

木瓜含有多种糖类、维生素、木瓜碱、木瓜酵素，在餐后食用，有利于蛋白质与脂肪的消化吸收。

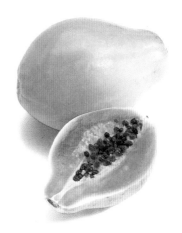

木瓜中所含的酵素，即木瓜酵素有多重作用。

第一，木瓜酵素可以帮助消化，可消化比自身重 35 倍的蛋白质。

第二，木瓜酵素也具有解毒作用，可以治疗白喉或破伤风，甚至可将化脓症的脓液溶解，再逐渐排出体外。此外，木瓜酵素对烧烫伤、褥疮及顽固的异位性皮肤炎均可发挥疗效。木瓜酵素更能改善平衡失调的机能，改善体质。它有分解脂肪的作用，也可分解血管内的中性脂肪和胆固醇。

第三，木瓜属于黄色水果，有抗氧化物质，不仅能促进健康，还有防癌及保护心脑血管的功能，尤其是番木瓜碱，有强力的活性，肿瘤病人适当吃一点儿木瓜，有助病情改善。

第四，木瓜碱是木瓜的植物性化合物之一，有抗肿瘤作用，含有抗氧化作用的维生素 A、β - 胡萝卜素及番茄红素，可以使活性氧无毒化，抑制癌症细胞。

第五，木瓜中所含维生素，可以满足人体每日需要量。其所含的多种纤维和酒石酸，也可以抵制亚硝酸的形成，从而预防癌症。

没想到小小的木瓜有如此巨大的效果吧？我们可以经常吃一些木瓜，以补充体内缺失的酵素。

4.消化肉类、消炎，香蕉酵素最给力

香蕉含糖分很高，热量大，未成熟的香蕉中还有蔗糖合成酶，它会逐渐发挥作用，将淀粉转成糖类，所以成熟后甜度增加很多。

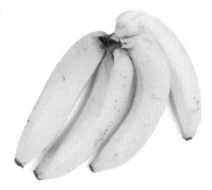

香蕉中还含有丰富的"蛋白质分解酵素"，可协助蛋白质的消化吸收，并且类似菠萝或木瓜酵素，能用在医药或化妆品上，临床上还有润肠通便、抗发炎功效，也有研究指出，香蕉有降血压、预防心血管疾病等功能，这些都与香蕉中所含的酵素有关。

第2章

酵素缺得越多，就老得越快

酵素对人体新陈代谢与细胞修复

起着至关重要的作用。

酵素越缺乏，人就越容易老化。

而皮肤是判断老化与否的重要指标，

如何使皮肤老化速度减缓、

常葆青春也是大家追求的目标。

让我们看看酵素在抗衰老方面的神奇功效。

一、老化皮肤有信号，不可不防

1. 皮肤老化初表现

我们都知道，皮肤老化最明显的症状就是产生皱纹，女性一般到了30岁左右，就会发现自己眼睛或者嘴角周围细微的变化。并且，老化的皮肤也会呈现干又薄、色泽不良等特质，皮肤甚至会呈现透明状，像羊皮纸一般。皮肤极松弛或经常摩擦之处，可能也会形成表皮肉垂。这些肉垂虽然很少是恶性的，但有时也可能是皮肤癌的前兆。

2. 日晒加剧皮肤老化

皮肤老化是时间流逝的标志，也是很自然的事情。通常情况下，这些自然而然发生的细微变化，也会因日晒、情绪压力、营养不良、环境污染及抽烟等因素而加速恶化。其中最重要的危险因素就是阳光的伤害。因此，在日常生活中，要格外注意阳光对我们肌肤的伤害。

皮肤松弛、长皱纹、长斑，这些信号都在时刻提醒我们青春已逝，要抓住青春的尾巴，尽情享受美好的人生。因此，我们可以尽最大可能避免一些不良习惯对我们皮肤的伤害，或者利用一切方法活化肌肤、激活皮肤的自我修复能力，以使自己更年轻与漂亮，而酵素刚好就有这样的作用。

二、活化皮肤细胞，酵素修复功效强

通过前文的介绍，我们都已知道，酵素具有促进新陈代谢、活化与修复细胞的作用，这样，就可以在一定程度上修复皱纹，帮助我们抗老化，使肌肤看起来容光焕发。

除了人体内部细胞组织存有许多天然酵素外，我们的皮肤中也有很多具有不同功能的酵素。有些酵素可以帮助深层皮肤细胞的生长，使被阻止的皮肤细胞再度运作；有些酵素可抵御紫外线对皮肤造成的伤害，并抑制皮肤表面黑色素的形成，进而对抗由于阳光曝晒而造成的老化；有些酵素则可以使老化皮肤的死细胞脱落，甚至增进肌肤内胶原蛋白与弹力蛋白的形成。

我们都知道，胶原蛋白与弹力蛋白正是维持皮肤弹性和紧密细致的重要物质。并且，活性酵素所拥有的强大活性，可深入皮肤组织，也是养分最佳的传送媒介。因此，食用天然综合植物酵素，对活化人体皮肤细胞具有非常好的效果。我们应该充分利用不同酵素的不同功能，来提高皮肤的抗衰老能力。

下面我们来看看，针对不同的老化原因，酵素都有怎样的具体功能。

1."酸"是导致老化的罪魁祸首

❧ 从婴儿断奶起，老化就已开始了

我们在母亲肚子里的时候，接受母亲的营养而成长，这些营养大部分都是碱性物质，因此，胎儿的身体呈碱性。断奶后，由于所吃的食物（大部分是杂粮）是酸性的，所以婴儿的身体急速酸性化，这种现象随着婴儿的成长更为严重。此外，人体正常血液的酸碱值是弱碱性，如果体液偏酸，人体就会缺乏酵素，那么酵素合成与作用就都会受到影响，这就是老化的最大原因。

在成长过程中，由于我们摄取的食物大部分是酸性的，而这些食物在细胞内燃烧后，剩下的渣滓就变成酸性废物。这些酸性废物没有被排出体外，而是在血液里游走并固体化，再逐渐累积在人体的各个地方。因此，身体也就会累积更多的酸性废物。

雪上加霜的是，我们生活在被污染的水、空气以及承受极大压力的环境下，体内会产生比自然代谢更多的废物，因此，这更加促使了我们的急速老化。

碱性物质是保持生命力的秘密。有 70 亿人口生活在这个地球上，每天有无数的人向这个世界报到，也有无数的人因病因老而向这个世界告别。到底什么是"老"呢？有没有方法使人健康长寿呢？现代科学为了揭开这个秘密不知已努力了多少年。现在已初步接近了它的答案，酵素便是其中之一。

↳ 怕变老？分清食物酸碱性免烦恼

现代科学找到的老化原因意料之外的简单，答案就在我们平常的饮食里：能把酸性废物中和并排出体外的碱性食品，才是可以延缓老化的唯一答案。

食物酸碱检测和口感没关系

首先，我们要排除一个误区，就是食物的酸碱性，并不是指口感，而是食物经过消化吸收，并在体内代谢后的结果。酸性与碱性和食物中的矿物质含量有关，一般来说，含有硫、磷等矿物质较多的食物是酸性食物，而含钾、钙、镁等矿物质较多的食物为碱性食物。

我们的胃为了消化食物以及杀掉随食物进来的病菌，一直保持为酸性。平常我们一天三餐，胃里的酸性就会上升，如果我们吃了碱性食品，就会使胃里的环境碱性化。

但比较好的是，碱性食品并不像一般药物直接被胃或肠吸收，而是通过间接作用使得血液里的碱性成分自然提高，因此，这对身体不会构成任何伤害，尤其是对有较重妊娠反应的孕妇也不会有伤害。

食物酸碱一览

一般来说，碱性食物有蔬菜、水果、天然调味料。

酸性食物有淀粉、鱼、肉、蛋、酒、人工调味料。

中性食物有豆类、坚果类。

所有动物性食品中，除牛奶外，多半是酸性食品；植物性食品中，除五谷、杂粮、豆类外，多半为碱性食品；而盐、油、糖、咖啡、茶等，都是中性食品。但也有少数例外，例如：李子照理说应该是碱性食品，但所含的有机酸人体不能代谢，因此会留在体内呈现酸性反应。橘子或柠檬则不同，它们含有的有机酸人体可以新陈代谢，是碱性食品。

我们不常吃的食物，99%是由碳、氮、氢、氧构成的，其余的1%是无机矿物，无机矿物又分为碱性矿物与酸性矿物。碱性矿物消化后产生碱性废物。含较多碱性矿物的食物有海带、生姜、芸豆、菠菜、香蕉、香菇等。

在本章第四节，我们附有具体食物的酸碱一览表，帮助你更好地认清我们日常所吃的食物的酸碱性。

实际上，美国治疗癌症的专门医院，通过使病人一天喝掉7杯

Tips 碱性水是什么呢？

碱性水就是指氧比氢多的水。因此，喝碱性水就是吸取比一般水更多的氧。碱性水被吸收到体内后，可中和累积在体内的酸性废物。这样可使废物中和而易溶于血液，然后通过小便或汗自然排出到体外。为此，碱性水被认为是优异的成人病治疗剂。成人病就是因为没有被排出体外的酸性废物累积在器官内杀掉细胞而形成的。

生水（碱性水）的方法获得了相当好的治疗效果。生水里所含的氢离子的浓度，其弱碱性中和了癌细胞（酸性废物块）而提高了治疗效果。

2. 对抗自由基，抗氧化酵素帮助抗衰老

失控的自由基是老化与疾病的根源

人体的任何部位都有自由基的存在，它们是化合物分子在光热等外界条件下，由于共价键发生均裂，而形成的一个单独不成对的电子的原子、分子或离子。它们既可以帮助传递生命能量，也可以用来杀灭细菌和排出毒素，但一定是在受控的情况下。如果人体中的自由基超过一定的量，并失去控制，这种自由基就会给我们的生命带来伤害。

这些较活泼、带有不成对电子的自由基性质不稳定，能抢夺其他物质的电子，并使自己原本不成对的电子变得成对，也就是变得较稳定，而被抢走电子的物质也可能变得不稳定，会再去抢夺其他物质的电子，于是产生一连串的连锁反应，造成这些被抢夺的物质遭到破坏。人体的老化和疾病，极可能就是从这个时候开始的。

自由基是客观存在的，对人类来说，无论是体内的还是体外的自由基，都在不断地、以前所未有的速度被制造出来。与自由基有关的疾病发病率也呈加速上升的趋势。既然人类无法逃避自由基的包围和夹击，那么就只能想方设法降低自由基对我们的危害。

39

降低自由基的伤害，需抗氧化酵素的帮助

研究表明，在生命体系中，电子的转移是一种最基本的运动，而自由基正是通过这个运动来损害人体健康的。其中，氧的得电子能力很强，因此，生物体内许多化学反应都与氧有关。

而损害人体健康的自由基几乎都与那些活性较强的含氧物质有关，这些自由基就是活性氧自由基，它们对人体的损害实际上就是一种氧化过程。因此，要降低它们的损害，就要从抗氧化做起。

人体内可以自行制造一种叫作"抗氧化酶"的酵素，这是人体对抗自由基的第一道防线。它们可以在过氧化物产生时，立即发挥作用，利用氧化还原作用将过氧化物转换为毒害较低或无害的物质。人体中还需要其他酵素，帮助去除多余的自由基，辅助人体进行抗氧化、防衰老。

Tips
乌龟为何长寿？

科学家认为，理论上人类寿命可以达到120岁，而乌龟却可以达到150岁。其中很重要的原因就是先天基因，即乌龟体内的抗氧化酵素含量较多，自由基可控性强，而使其长寿。

此外，乌龟的新陈代谢比较慢，也是长寿的原因之一。与人类比较，乌龟的心跳数大概相当于人类的一半，并且乌龟吃下的东西消化、吸收得也较慢。这就是它长寿的原因。

人体内抗氧化酵素辅助因素一览表

抗氧化酵素（酶）	辅助因素 + 每日建议摄取量	辅助因素的 主要食物来源
超氧化歧化酶	**锌:**（最多不超过 50 毫克） 女 – 12 毫克 男 – 15 毫克 **铜:** 2 毫克	**锌:** 海产、畜肉、蛋、 黄豆、花生 **铜:** 畜肉、鱼、 虾、坚果类
谷胱甘肽过氧化酶	**硒:** 女 – 55 微克 男 – 70 微克	海产、葱、洋葱、蒜
触酶	**铁:** 女 – 15 毫克 男 – 10 毫克	畜肉、鱼

三、抗衰老专用的天然酵素食材

1. 抗老化，麦子酵素可制酒

现代科学认为，小麦含有维生素 E，这是众所周知的一种抗老化药。

在一般情况下，我们会发现，食物中广泛存在维生素 E，且人类尚未发现维生素 E 的缺乏症。

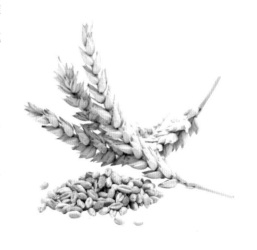

小麦种子在发芽过程中，所含的基因会合成酵素，将小麦种子所贮存的养分（淀粉、蛋白质、纤维素等）分解成小分子，以提供种子发芽。因此，当小麦长出胚芽时，酵素含量是最高的。

啤酒的制造就是利用麦芽中的酵素来分解原料中的各成分，其中所分解的葡萄糖经由酵母菌发酵而成酒精，其他小分子分解产物则形成啤酒中的香气与颜色，并残留在啤酒中成为营养成分。当然，在人类得知发酵过程之前，是利用自然发酵，并靠经验与尝试来制造啤酒的。

因此为了抗老化，我们可以适当地多吃一些小麦、小麦制品及植物油等含维生素 E 较多的食物。

2. 去除自由基，松树皮防老效果好

松树皮中就含有上述的抗氧化酶，它们通常含有包括酵素在内的 40 多种活性成分。因此，这些松树具有很多保健功能，比如使皮肤光滑和富有弹性、维持毛细血管及静脉血管的健康、促进新陈代谢、缓解压力、预防癌症等功效，特别是去除自由基、抗老化的功能更为显著。

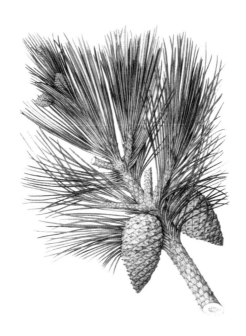

四、食物酸碱性一览表

1. 碱性食物一览表

强碱性食物	
水果	柠檬、梅子
蔬菜	海带、紫菜、魔芋、洋葱、香菜、菠菜、西蓝花、青椒、地瓜叶、空心菜、茼蒿、龙须菜、油菜
菜肴	生菜沙拉、凉拌沙拉、泡菜、新鲜蔬果精力汤、新鲜小麦苗汁
饮料	无糖花茶、无糖姜茶、现榨蔬果汁

中碱食物	
水果	橙子、木瓜、无花果、葡萄、猕猴桃、番石榴、西瓜、蓝莓、苹果、生橄榄、水梨、无糖葡萄干、无糖蔓越莓干
蔬菜	香菇、秋葵、黄瓜、芹菜、紫苏、芥蓝菜、莴苣、苦瓜、大白菜、高丽菜
豆类	绿豆芽、黄豆芽、苜蓿芽、荷兰豆、豆腐、豆干、豆花
根茎类	甜菜、老姜、胡萝卜、牛蒡
乳制品	母乳
调味品	老姜、黑胡椒、白胡椒、大蒜、青葱、咖喱、迷迭香、小茴香、八角、百里香、味噌、纯酿水果醋、纯酿四物醋
甜味剂	甜菊、异麦芽寡糖、果寡糖、木糖醇、赤藻糖醇
饮料	绿茶、矿泉水、水果醋、陈年醋、现榨水果汁
菜肴	烫青菜、青菜豆腐汤

弱碱食物	
水果	橘子、香蕉、草莓、樱桃、菠萝、芒果、水蜜桃、哈密瓜、牛油果、龙眼干
蔬菜	西红柿、芦笋、玉米、金针菇、杏鲍菇、黑木耳、银耳、茄子、辣椒、南瓜、小黄瓜、丝瓜
豆类	四季豆、豌豆、橄榄、黄豆、毛豆、红豆、绿豆、小扁豆
谷类	苋菜籽、小米、野米、发芽米
根茎类	白萝卜、红薯、竹笋、莲藕、芋头、山药、马铃薯皮
乳制品	乳清、生羊奶
蛋类	皮蛋
坚果类	栗子、杏仁、松子、黑芝麻、白芝麻、南瓜子、葵瓜子
调味品	芝麻酱、纯酿酱油、酿造醋、天然盐（岩盐、海盐、湖盐）
甜味剂	蜂蜜、糖蜜、枫糖
油	冷压苦茶油、冷压橄榄油、冷压亚麻籽油、冷压椰子油、冷压芝麻油、冷压花生油
饮料	含糖姜茶、无糖黑咖啡、无糖豆浆、新鲜番茄汁
酒	酒酿、啤酒酵母
菜肴	炒青菜、卤青菜

2. 酸性食物一览表

强酸食物	
谷类	白米、小麦、白面粉
乳制品	奶酪、冰淇淋、芝士蛋糕、炼乳
蛋类	煎蛋
肉类	牛肉、猪肉、贝类、鱿鱼、牡蛎、小鱼干、培根、火腿、香肠
调味品	味精、高鲜味精
甜味剂	阿斯巴甜、糖精
油	氢化植物油（人造奶油、植物酥油、氢化棕榈油）、一切氧化油
饮料	汽水、可乐
酒	生啤酒、琴酒、伏特加酒、高粱酒、米酒、绍兴酒
零食	含糖巧克力、糖果
淀粉类加工食物	白面包、白馒头、白面条、鸡蛋面、面线、米粉、甜甜圈、金牛角面包、可乐饼、蛋糕、泡芙、油条、洋芋片、薯条、炸春卷
其他外食	胡椒饼、牛肉馅饼、猪脚面线、盐酥鸡、牛肉面、炸排骨便当、炸鸡腿便当、烧鸭饭、猪肉汉堡、牛肉汉堡、热狗、炸鸡块

中酸食物	
谷类	玉米、荞麦、燕麦、黑麦、高粱
乳制品	奶油、高温杀菌牛奶
蛋类	炒蛋、蛋黄
肉类	鸡肉、羊肉、虾、蟹、猪肝、牛肝、养殖鱼类
调味品	人工酱油、人工醋
油	精制椰子油、奶油、猪油、牛油
饮料	调味咖啡、奶茶
酒	黑啤酒、白葡萄酒
零食	无糖巧克力、菠萝酥、布丁、果冻
根茎类	去皮马铃薯
其他外食	炸酱面、羊肉汤、药炖排骨、麻油鸡、姜母鸭、八宝粥、猪血糕、大卤面、什锦面
淀粉类加工食物	全麦面包、杂粮面包、荞麦面、水果蛋糕、炸臭豆腐、油豆腐、烧饼、素鸡、凉面、粉丝、芝麻汤圆、御饭团
水果	李子、零售果汁

弱酸食物	
乳制品	奶酪、生牛乳、高温杀菌羊奶
豆类	蚕豆、黑豆、扁豆
坚果类	美洲胡桃、腰果、花生、核桃
蛋类	蛋白、水煮蛋、蛋花汤、蒸蛋、咸鸭蛋、鱼卵
肉类	野生动物肉、野生鱼类、海参、蛤
调味品	纯酿酱油膏、柴鱼粉、沙茶酱、蚝油、精盐
油	一般苦茶油、一般橄榄油、一般芝麻油、一般花生油、未精制玉米油、未精制大豆油、橄榄渣油、深海鱼油、海豹油
饮料	红茶、含糖苹果汁、含糖豆浆、西红柿汁罐头
酒	红葡萄酒
甜味剂	精制蜂蜜、红糖
淀粉类加工食物	饼干、方便面、咸汤圆、面筋、萝卜糕、糯米肠

第**3**章

酵素帮你
提高免疫力

很多人常觉得自己日常生活中饮食营养均衡，
睡眠充足，也常运动，但为何仍经常有疲劳感、
精神不振？这是亚健康状态，
西医的诊断检查也找不到原因，
此时，不妨改变下饮食内容，
改吃一些生食或加工程度较低的食品，
因为如果所吃食物中的酵素都已破坏，
就无法吃出健康。

一、改善亚健康，酵素更有效

1. 你的身体真的健康吗

世界卫生组织（WHO）这样定义：健康不仅仅是没有疾病和痛苦的，而且包括在身体、心理和社会方面的持续完好状态。

随着现代生活节奏日益加快，生活无规律，竞争的压力越来越大，现实生活中的许多人出现种种不适的症状：身体疲乏、腰酸背痛、头昏头痛。但到医院去做健康体检，却没有发现什么异常。这就是我们通常所说的"亚健康"。世界卫生组织（WHO）的一项全球性调查表明，真正健康的人只占 5%，患有疾病的人占 20%，而 75% 的人处于亚健康状态。长期处于亚健康状态，不仅会影响我们的工作效率与生活、学习质量，还会引发恶性肿瘤、心脑血管疾病和糖尿病等。由此可见亚健康严重影响了我们的生存质量。

2. 酵素帮你摆脱亚健康

伴随着亚健康状态的普遍与年轻化，我们的整体体质与身体素质也随之下降，这是亚健康的重要表现。我们的身体免疫力日益下降，就会加剧疾病的发生。然而，仅仅通过锻炼身体是远远不够的，还需要通过健康的饮食与良好的作息，多重保健，才有可能缓解亚健康，以达到身体的平衡。而饮食补充酵素，更是个行之有效的措施，这种方法既可以有效针对病症，温和缓解，还可以综合改善身体状况与提高免疫力。

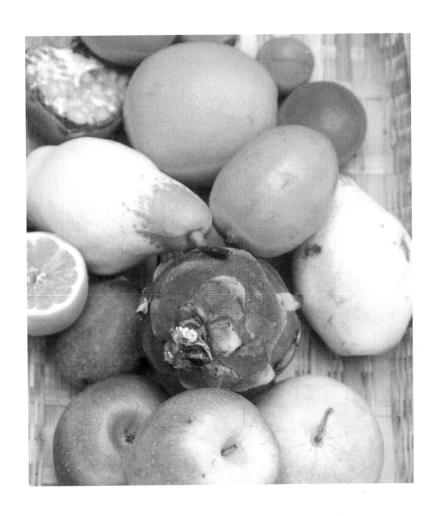

二、增强体质、提高免疫力，酵素作用大

我们都知道，酵素是人体组织活动的好伙伴，这种生命能的功效主要体现在它们可以促进新陈代谢、修复细胞、分解吸收食物等功能上。这些人体内成千上万的魔术师，还可以帮助我们改善体质。它们会使酸性体质转为健康的、弱碱性体质，并强化细胞功能、帮助消化、增强对细菌的抵抗力，借由体内的整顿作用来获得人体的一种平衡状态，并以此来增强人体免疫力。

不仅如此，人体免疫力的强弱和体内酵素的存储量也有一定的关系。酵素量越大，免疫力越强。那么，酵素是如何影响免疫系统的呢？

正常情况下，免疫系统中的白细胞负责消灭我们血液和淋巴液中的外来有毒物质，这也是为什么生病时白细胞会降低的原因。而相关专家也在很早的研究中指出，白细胞中含有 8 种淀粉酶。这些酵素可以帮助分解外来有毒物质，防止动脉硬化，可以称得上是人体的清道夫了。

因此，酵素量越大，免疫力越强。当然，针对不同的症状，酵素的功能也是不同的。

让我们来看看，针对不同的症状，酵素是如何发挥它们的作用的。

1. 改善内分泌失调

　　人的腺体是靠大脑的刺激来分泌激素的，并由血液直接带到全身，从而调节生命体的生长、发育和生理机能，这种分泌就是我们熟知的内分泌。而内分泌腺需要微量元素及维生素来维持正常的运作，例如，甲状腺需要碘，肾上腺需要维生素 C 等等。这些微量元素与维生素的获得，大部分都是靠酵素的帮助。

　　当血糖太低时，胰脏和肾上腺会立即分泌激素，这时血液中的养分不够供给内分泌腺，食欲就会被刺激，我们就会感到饥饿了。这时候吃的熟食越多，激素受的刺激就越大，很容易导致暴饮暴食，甚至引起过度肥胖，接踵而至的还有心脏病、高血压等诸多病痛。

　　而血糖的快速升降，也会让情绪起伏变大，并且伴随心神失衡。内分泌腺过度分泌的结果，还会导致其无法再供给人体正常新陈代谢，以致人的身体与心智都会产生严重障碍。

　　此外，人体所吃下去的熟食，要由酵素来消化，消化完后的废物和毒物，也都由体内的酵素来分解。人体如此耗用组织内的酵素，久而久之便会减少酵素的存量。

　　而未完全消化的食物也会产生毒性反应，由组织排出的毒物会进入血管，毒物会促使内分泌腺分泌激素，进而刺激排毒的器官。恶性循环之下，内分泌腺将一直处于超负荷的工作状态，内分泌失调也是自然而然的事情了。

所以，酵素不仅可以帮助缓解这一反应，还可以保持健康。使用食用综合酵素的方法，来改善内分泌失调的问题，是一个治本的好方法。

2. 缓解压力

短暂的压力，可以提升人体的免疫力。但若是承受长期的压力，而没有适度舒缓调节，对我们的身体更加危险。上班族的过劳死，40岁左右壮年人的猝死，准备考试的学生所患的头痛等，都是由于持续不断的压力而产生的。

在长期的压力下，免疫功能还会变得低下，这样会使细胞吞噬与抗体制造的功能下降等一系列问题的发生。而酵素有增强免疫力的作用，可对现今人类的健康维护起到良好的作用。

3. 治疗慢性便秘

在上一章我们提到，吃东西时多吃碱性食物，就会帮助促进体内酵素的增加，从而使身体机能更好地运行。而针对慢性便秘，也同样可以通过多吃碱性食品来解决。

在1989年9月21日，韩国国立首尔大学医学系内科教授崔圭完博士，对患有便秘1年以上的15位患者（男性10人，女性5人）进行临床试验，定期吃碱性食品的患者有12人（男性8人，女性4人），有些人在1~2周内，1天只有一次便痛而已。

他认为，这是由于大肠为了顺利通便，要在大肠壁分泌润滑剂，由于大肠多酸性，如果血液循环不顺的话，会因润滑剂的分泌不够而造成便秘。因此，便秘患者吃碱性食品后，中和大肠中的酸性物质，并促进血液的循环，才会缓解这一症状。

4. 消炎清脓，比抗生素更管用

发炎是指细胞某部位受破坏损伤，病菌就开始繁殖生长，基本上，发炎仍要靠病人本身的抵抗力才能真正治愈，这种抵抗力就要求病人具有十分健康的体质。

酵素具有诱发、强化白细胞的抗菌功能，并能清除入侵的病菌与化脓物，促使细胞复活，在净化血液的同时，还可以排出化成废物的病毒。因此，酵素对发炎部位有着相当重要的作用。常被称为特效药的抗生素，尽管能杀死病菌，也无法达到这样好的功效。

三、提高免疫力专用的天然酵素食材

疾病的发生概率与免疫力的强弱是成高度反比的。并且，免疫力的强弱与体内酵素库存量的多少也是成正比的，也就是说，酵素贮存量越大的人就越健康。所以，在高度文明的今日，外来食物酵素的补充便是避免体内库存酵素消耗、增强人体免疫力的最佳方式。

1. 滋补强身，猕猴桃酵素提高人体免疫力

猕猴桃的蛋白质中含有的酵素，其效力不亚于菠萝或木瓜。如果将猕猴桃夹在肉类中，很快就会发现肉类变软。

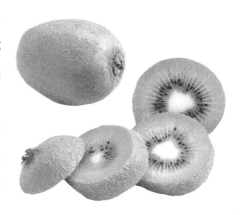

所以，当肉类吃太多时，可以吃猕猴桃帮助消化。与此同时，猕猴桃还能防止胃部胀气与灼热现象，对增强人体免疫力具有很好效果。

2. 山药酵素有黏液，吃一抵三

山药又叫薯芋。

它含有糖类、蛋白质、多种维生素、精氨酸、胆碱、多种矿物

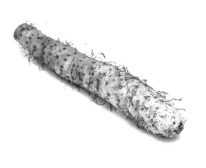

质等营养物质，酵素的含量也是十分
丰富的，是萝卜的 3 倍。

较特别的是，山药中含有黏液质成
分，这是黏蛋白，成分是糖蛋白，能帮
助滋润胃黏膜，保护胃壁，从而促进蛋
白质的消化和吸收。

传统中药里，山药原本就用在增强体力、消除疲劳、改善肠胃
不适、提高免疫力及止咳上，山药也是生产天然植物酵素的重要原
料之一。因此，常吃山药，有助于天然酵素的吸收，更好地帮助提
升人体的免疫力与体质。

3. 日常保健，糙米及发芽米是好选择

天然谷物（如大麦、小麦、糙米等）经由发芽及发酵后，由于
含有高量的酵素，成为极为流行的增强体质的食品。

以糙米的胚芽混合糠及糖质原料
（如蜂蜜），再加上酵母菌进行发酵，产
生多量有用的酵素，就是糙米酵素，这
种酵素是日常保健的最优选择。

同样如此，一般大米发芽后所成的
发芽米，也可以借助植物发芽过程所产
生的酵素群来增加其营养功能。但是，

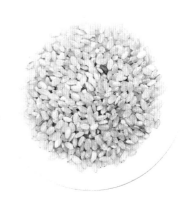

发芽米在干燥过程中，要避免高温破坏，最好在发芽后马上煮来食用，这样的酵素可以直接吸收，对人体最好。

4. 胃和小肠不一样，菠萝酵素最有益

近年来也有研究指出，在胃消化之初，胃蛋白酶几乎没有什么作用，直到胃里的酸性增强，在食物吃完后 30 ~ 60 分钟，胃蛋白酶的功效才越来越强。

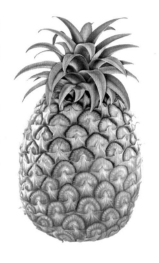

有些酵素，比如菠萝酵素，不仅在胃的酸性环境下会保持活性，同时在小肠中也能消化蛋白质。这说明了，胃酸并不会杀死所有的酵素。

菠萝酵素经过证实，有和胃蛋白酶及胰蛋白酶一样的消化功能，既可以在胃里，也可以在小肠里消化食物。因此，菠萝酵素可当作胃蛋白酶及胰蛋白酶的替代补充酵素，这是某些食物来源的酵素有益健康的道理。

另一个容易误解的是，胃只会分解部分的蛋白质，而脂肪和糖类要在有胰蛋白酶的小肠才会被消化。其实，植物酵素已经确认能在 pH 值范围较广的环境下活动，并带动胃和小肠先消化淀粉和脂肪的活力。这不仅仅是指蛋白质类的酵素，还包括了消化脂肪及糖类的酵素。

经常吃菠萝酵素，可以同时帮助胃与肠的消化功能，在一定程度上维持了人体健康的生活，从而提高消化能力。在此基础上，人体会及时正确补充充足的营养，来提升抵抗疾病的能力，并提高人体免疫力。

5. 促进胃肠蠕动，小白菜酵素有神效

小白菜不但含有丰富的钙质，而且含有人体所需要的微量元素，例如铁、锰、铜、硒等，对人体的成长和发育有非常好的作用，而且对抗衰老和神经功能稳定更是有莫大的帮助，常吃小白菜的人会发现上厕所的频率变高了，这就是小白菜的利尿作用，而且还能使大便畅通，摆脱便秘的困扰。

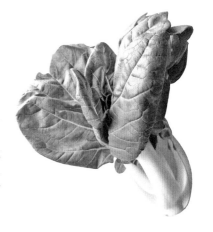

小白菜的营养非常丰富，含有大量的维生素 A 和维生素 C，而且小白菜植物纤维含量多，可以促进肠壁蠕动帮助消化，常吃的话还可以促进牙齿和骨骼发育，而且能慢慢消除内火，防止牙龈出血。小白菜还有非常好的抗癌作用。多效护理的小白菜如果多吃，自然是有益的。

四、提高免疫力专用的酵素养生食谱

📌 青木瓜茶　有效帮助疏通筋骨

食材：

青木瓜 4 片、大枣 3 个。

做法：

先将大枣与木瓜切成细末，然后放在保温杯里面，用沸水冲泡 20 分钟以后即可食用。每日喝一次对提高免疫力有非常好的效果，并且青木瓜酵素还有舒筋的效果。

📌 青木瓜炖排骨粥　缓解中暑、腹泻、脚气湿寒等症状

食材：

青木瓜 250 克、大米 150 克。

调料：

砂糖 30 克。

做法：

青木瓜加水，煎至剩少许的水分去渣取汁，加砂糖、大米，再加水 1000 毫升，煮为稀粥。

每日服用 3 次，对中暑、腹泻、脚气湿寒都有治疗作用。

凉拌青木瓜　帮助抗菌，增强体质

食材：

青木瓜 1/2 个。

调料：

鱼露 3 大勺、虾酱 1 小勺、砂糖 1/2 小勺、柠檬汁 2 大勺、辣椒粉 2 小勺或辣椒 2 根去籽切碎、花生粉 1 大勺、香菜适量切大段。

做法：

将鱼露、虾酱、砂糖、柠檬汁、辣椒粉或辣椒末混合均匀即可，预先冷藏备用。然后将青木瓜丝、香菜拌酱料，上桌时再撒上花生粉即可。

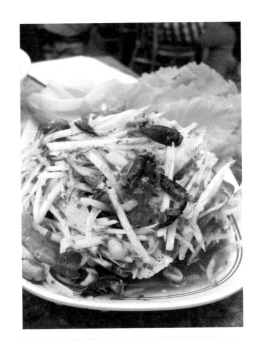

📌 苦瓜粥　有效解决中暑烦渴、痢疾问题

食材：

苦瓜1根、大米适量。

调料：

冰糖适量。

做法：

将大米洗净，与洗净切好的苦瓜共煮粥，粥快好时加入冰糖即成。适用于治疗中暑烦渴、痢疾等疾病。

📌 菠萝苦瓜鸡　帮助去火，增强免疫力

食材：

菠萝1个、苦瓜1根、鸡腿2只、腌冬瓜1块。

调料：

姜6片、盐2小勺。

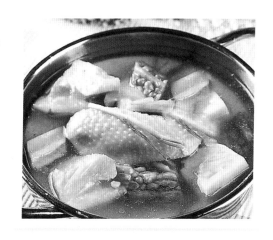

做法：

将苦瓜剖开，去籽切块，用热水烫好后撒少许盐腌拌一下备用。菠萝切成与苦瓜大小相同的块状备用。鸡腿切小块，入水

焯烫后洗净备用。将所有材料放入锅中，加入 5000 毫升的水，用大火煮开，转小火，加盐调味，煮约 2 小时后，即可盛出鸡汤食用。

📌 苦瓜炒咸蛋　去火、清热解毒有神效

食材：

　　苦瓜 1 个、咸蛋 1 个。

调料：

　　大蒜 1 头、油 1 勺。

做法：

　　先将苦瓜切片备用，咸蛋切小块，用 1 勺油先将大蒜炒香，再加入咸蛋和苦瓜，炒熟即可食用。

📌 黄豆小排汤

治疗不良性水肿和佝偻病

食材：

　　黄豆 250 克、猪小排 250 克。

调料：

　　盐少许、葱少许。

做法：

黄豆和猪小排一起炖汤，加盐和葱调味后盛出，即可食用。

🔖 黄豆红枣汤 改善贫血、盗汗、食欲不良等症状

食材：

黄豆 100 克、红枣 100 克。

调料：

红糖适量。

做法：

二者共煮汤，加适量红糖。

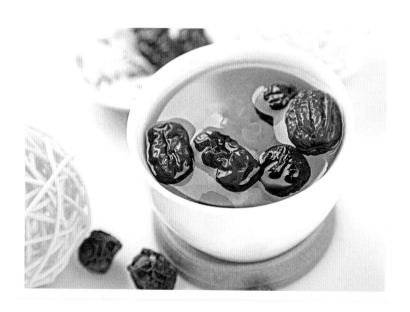

第**4**章

酵素帮你
告别生活常见病

人类的身体状况与体内酵素含量有密切关系。

人体内的酵素贮存量和能量成正比。

当酵素含量减到无法满足新陈代谢的需要时，

人就会死亡。而生活中的一些常见病，

都是由于长期缺乏酵素引起的。

除根的关键，就是要看准病因，

有针对性地展开治疗，才有可能不复发。

一、小心，我们都有病

1. 体内缺少酵素，生活常见病找上门

有一些酵素在生物细胞中是随时存在的，只要基因功能、活性仍存在就有这类酵素，它们对维持正常的人体生理活动起着必不可少的作用。我们仅仅靠体内自动生成酵素是远远不够的，尽管日常生活中所吃的食物也含有一定的酵素，但加热烹饪也会减少它们的摄取量。这样，其实我们真正可以获得的酵素少之又少。

如果长期缺乏酵素、氧及营养素，就会使得基因失去生成重要氨基酸的功能，人体正常的机能就不能更好地发挥作用，诸如高血压、低血糖等生活常见病就会找上门来，甚至可以说，这也是患癌症的重要原因。

2. 年轻人也要小心生活常见病

酵素是否充足跟人体的健康息息相关，如果它的生成与合成被破坏，生活常见病就会发生。不仅如此，由于高速发展的经济与快节奏的生活，我们会发现生活常见病有年轻化的趋势。特别是在目前的人类生存环境中，环境污染、吃高温加热食物、服用西药、吃进防腐剂、常吃酸性的食物等因素，也会直接或间接地影响我们摄

取酵素的功能。

　　因此，不要认为只有老年人才会生病，以为自己年轻、身体棒，生活常见病就不会找上门来。这种想法显然是错误的，毕竟人体内的酵素含量是有限的。

　　其实，方法也很简单，经常锻炼并养成良好的作息时间，在平时饮食上注意摄取较多的酵素，这样人体内的酵素贮存量就不会快速用尽，体内的新陈代谢酵素就会比较平均地分布于体内各处，就能很好地预防生活常见病。

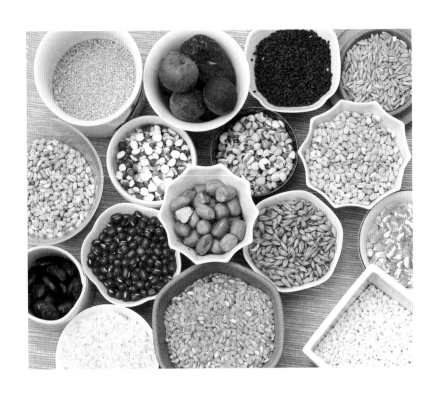

二、治疗生活常见病，酵素堪称一绝

酵素是非常适合日常养生的产品，当人觉得易疲倦、脾气暴躁、易感冒、易发胖、脸上太早出现皱纹时，就表示体内严重缺乏酵素。

饮食补充酵素与一般药品相比，好处是温和又彻底，没有什么副作用，但疼痛不会立刻消退。所以，并不能完全依靠酵素来治病。为了弥补这点，可先用一般药品来止痛，然后再以酵素来做彻底治疗，与现代医学相结合的治疗方式，是个好方法。

由于酵素是很"专情"的，对于不同的生活常见病，它们的功效也不同。

1. 酵素能量失调，低血糖、低血压跟着你

有时如果早晨不吃饭，你是否会突然感觉开始冒虚汗、心跳加快与头晕目眩？这就是短暂的低血糖的表现。低血糖会使得所有器官都受到影响，引发疲倦感。如果长期如此，就会患上低血糖症，严重的会导致休克。

这是由于过度劳累而引起人体体内的酵素供应不上，导致新陈代谢率降低、人体的能量供给失调，此时大脑只能靠葡萄糖和氧供

给养分，自然会导致手冒虚汗、头晕目眩。

低血压具有相似症状，是由于心肌里的钙离子被酸性废物夺走，使得心脏的活动受到阻碍而引起的。它们之所以出现，都是因为人体内的酵素含量供应不上。如果，这个时候我们可以通过食补的方法，及时补充酵素，就可以避免这些症状的发生。

2. 分解血凝块，酵素帮你缓解高血压

高血压也是生活中常见的疾病，其年轻化的趋势也越来越明显。高血压会直接诱发立即致命的疾病，我们应把高血压视为内脏器官陷于危险状态的信号。如果我们没有及时发现这一病症，其后果难以预料。因此，寻找高血压发病的原因尤为重要。

它的产生有两个原因：一个是物理原因造成的毛细血管堵塞，动脉管内就会累积很多废物，使得血管变窄，而为了通过这些变窄的血管，以供应必要的血液，血压自然就升高了；另一个是化学原因，由于血液里的固态酸性废物过多，而导致缺氧，因此需要更多的血液。

而我们熟知的"高血压引起的动脉硬化"，就是血管硬化，其中产生的最大原因则是由于血液中的胆固醇和脂蛋白过多，而血液中缺乏某些酵素，它们无法被完全分解与吸收而沉淀在血管壁上造成的。当血管硬化后，在血管末梢的微血管部分，就容易造成血凝块。如果这些血凝块被堵塞在脑微血管，就会造成脑中风；如果堵

塞在心脏微血管，则会造成心肌梗死，甚至危及生命。

但是，尽管医师开的降血压药会使血压降低，但并不能完全根除高血压。如果停止服用降血压药剂，血压就会立即上升，所以就不得不长期吃药。这样不仅会危害肝脏、肾脏、胃以及中枢神经，而且如果停止服用降血压剂，病情反而会继续恶化。而食补酵素则会从根本上缓解这个问题。

酵素具有净化血液的功能，它们对血液中的废物、胆固醇、脂蛋白及血凝块有极强的分解作用，并可以恢复血管弹性、促进血液循环，有高血压征兆的人应长期服用酵素，这样可以很好地控制并改善病情。因此，平时及时补充体外酵素，对于避免这些可怕现象的发生，是非常有效的。

3. 调整胰岛素分泌，帮你摆脱糖尿病

糖尿病是由于人体胰岛素分泌失调或胰脏发炎导致胰岛素分泌减少，引起对糖分代谢障碍的一种疾病。其结果是把无法代谢的糖分随尿液排出体外，也无法贮存于体内备用，所以病人要随时补充糖分营养，但又不能过量，否则会恶化病情。

当我们摄入体外酵素时，就会帮助节省消化酵素的生成量，转而合成较多数量的代谢酵素。并且，酵素可以有效地调整胰岛素，使其正常分泌，从而辅助糖尿病的治疗。

4. 辅助抗癌，就靠吃对酵素

对于癌细胞的产生，有一种学说是德国生化博士古博格的"缺氧理论"。古博格博士的理论是说，当人体组织细胞中的氧含量低于正常值的 65％时，缺氧的组织细胞就容易癌变，体液酸化是导致溶氧量下降的重要原因。古博格博士因此获得了 1931 年的诺贝尔医学奖。

另一个是日本人爱哈氏的"酸性体质理论"学说，是指呈弱碱性的健康细胞在累积着酸性废物的场所附近通常会死亡，但是如果是长期在酸性环境下生存的细胞，就会是癌的开始。癌细胞并不像一般细胞是由于酸性废物累积而死亡，反而为了在酸性环境里生存，会引起遗传基因突变，并继续蔓延。因此，为了防止癌症，一个是要改变染色体，使得其在酸性环境下顺利死亡，另一个就是常吃含碱性酵素的食品，以防止酸性废物的累积。

酵素可以分解癌细胞，并且可以在一定程度上抑制肿瘤的继续生长与移转，从而间接提升免疫力。

5. 杀菌治痔，细胞增生免烦恼

人体在通过白细胞杀菌的同时，还可以通过酵素来杀菌。

一方面，酵素在综合各种不同功能酵素的联合作用下，能诱发、强化白细胞的抗菌功能，可达到抗菌甚至杀灭病菌的神奇功效。另一方面，酵素还能促使细胞增生，以达根本治疗的目标。

此外，痔疮包括肛裂、痔核、脱肛等，都会引起发炎。酵素具有净化血液、分解病毒、抗菌、抗炎、活化细胞等综合效果，因此其也可抑制发炎，顺便排出病毒，以对抗结核病菌，使血液纯净，细胞新生。所以食用酵素对治疗痔疮也有效。

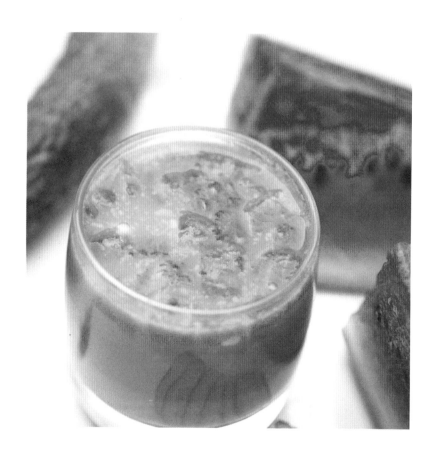

三、生活常见病专用的天然酵素食材

当体内酵素减少或作用衰弱时，就会有各种生活常见病的出现，要治疗这些症状，就必须观察整个身心。养成正确的饮食习惯、拥有健康的生活空间就显得尤为重要。

1. 养生小人参，胡萝卜酵素能抗癌

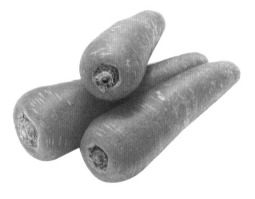

胡萝卜之所以有"小人参"之称，一是由于胡萝卜的形状和高丽人参相似；二则是因为胡萝卜丰富的营养价值。这个营养价值就体现在"身价百倍"的胡萝卜素上。美国和苏联科学家都提出一项新科研成果，胡萝卜可以防癌，并认为这个也主要是胡萝卜素的功劳。

尽管胡萝卜素并不是胡萝卜所独有的，几乎所有的蔬菜及一些食物都或多或少含有胡萝卜素，但据营养学家们的科学分析，胡萝卜含有的胡萝卜素远远地超过了刀豆、青菜、辣椒等蔬菜的含量。

癌症发生率较高的器官，如胃、肠、食管、肝等，都是属于上皮组织的恶性肿瘤。据有关临床研究证明，维生素 A 与人体上皮

组织的发育有着极为密切的关系，如果缺乏维生素 A，上皮组织细胞就会因缺乏营养而发生角化，使得皮肤出现粗糙，弹性减退、抵抗力降低等问题。维生素 A 就可以从胡萝卜素中获得。

除此之外，胡萝卜还含有多种氨基酸、矿物质和十几种酵素，事实上，胡萝卜的各种功效都与其所含酵素有关，胡萝卜中有多种分解酵素、溶菌酶以及转移酵素等。所以综合水果酵素的生产原料，必定会有胡萝卜。

近年来，科学工作者在调查中发现，维生素 A 摄取量低的人群，癌症发病率要比一般人高出 2 倍。美国芝加哥一位医学家希凯利还曾做过这样的观察：把 488 个摄取胡萝卜素最少的人编为一组，发现其中有 14 人患肺癌；另一组 488 个摄取胡萝卜素多的人，患肺癌者仅有两人。

同时，科学家认为，对于吸烟人士来说，每天若能够吃半个胡萝卜，还可以防止肺癌。据报道，美国国立癌症研究所的癌症起因和预防部主任理查德·阿达姆森宣布，他和他的家属们，每天不可缺少的食物之一，就是几个生的或者熟的胡萝卜。

2. 吞噬癌细胞，萝卜酵素建屏障

原产地是中国的萝卜，属于春之七草的一种。

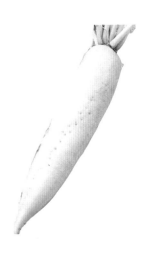

作为蔬菜，萝卜肉多汁浓，味道甘美，是人类健康的好朋友。从营养角度来看，其营养丰富，经科学测定，它所含的维生素 C，比梨、橘子、苹果、桃等高 8 倍之多；它所含的维生素 B_2、钙、磷、铁等，也比上述水果还要多。

萝卜有辣味儿，是由于含有芥子油，它能促进胃肠蠕动，帮助消化，增强食欲。萝卜在古代中国最早当作中药来治病。在古代医书中记载：萝卜有消食、顺食、治喘、解毒、利尿、补虚等功效，适用于胸腹满胀、消化不良、咳嗽气喘、伤风感冒等症状。

近年来，科学家研究发现，萝卜是一种具有抗癌作用的蔬菜。

原因之一是因为它体内含有多种酵素，能完全消除致癌物质亚硝酸氨使细胞发生突变的作用。

原因之二是因为萝卜含有一种木质素，能提高巨噬细胞的活力，可以把癌变细胞吞噬掉。阻碍癌肿瘤生长的第一道屏障是细胞间基质，而萝卜中所含大量的维生素 C，则是保持这道屏障结构完整的必需物质，起着抑制体内癌细胞生长的作用。

萝卜中还含有一定量的膳食纤维，它虽不能被人体消化吸收，但它可以刺激肠胃蠕动，减少粪便在肠胃内停留的时间，保持大便通畅，使粪便中的致癌物质及时排出体外，预防大肠癌和结肠癌的发生。

另外，在日常生活中，一些食物和药品都含有一定的氨，人体消化后常与亚硝酸盐相结合，形成了一种很强的致癌物质——亚硝酸氨。如果在生活中，人们经常吃萝卜，就可以从萝卜中获得多种酵素，将人体内的亚硝酸氨分解掉。同时，萝卜中还含有很多木质素，能将人体内巨噬细胞的活力提高 2 ~ 3 倍，活力提高后的巨噬细胞就可以逐个吞噬癌细胞。

萝卜中富含多种酵素，也正是由于这些酵素，萝卜才有神奇功效，萝卜有淀粉酶，可协助淀粉消化，调整肠胃不适，并能预防肠胃发炎与溃疡。其中所含的蛋白质酶与脂质酶不仅能分解蛋白质、脂肪，还有分解致癌物的功效，在烤鱼、烤虾中加上萝卜泥可以氧化焦黑的致癌物，这便是酵素所发挥的功能。

萝卜是综合蔬果酵素产品的重要原料之一，理由即在此。

3. 预防糖尿病、提高心脏收缩力，大豆及花生酵素效用广

豆类是相当有营养的食物，除了本身有丰富的营养成分之外，豆类还含有大量的酵素。

比如，在花生及薄皮大豆中，胰蛋白酶的存在可以抑制胰蛋白的作用，从而促进胰岛素的分泌，因此，其在预防糖尿病上具有功效。

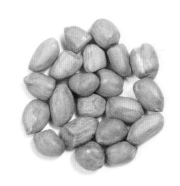

同时，胰蛋白酶对大肠癌的癌变也有抑制作用。另外，花生与大豆也含有大量的胰凝乳蛋白酶抑制剂，此蛋白质除了有胰蛋白抑制剂功能外，还能提高心脏收缩力，改善呼吸困难等症状。

4. 防止血栓，天然发酵纳豆助长寿

前文已经提到，天然酵素的好处是可以避免高温加热对酵素的破坏。近代生物科技虽源自 20 世纪 70 年代，但在还没有现代生物科技之前就有传统发酵食品，例如：酱油、味噌、干酪、酸奶以及纳豆等，这类传统食品不像现代的一些食物，掺有大量食品添加物、防腐剂、抗生素等，容易对人体造成永久伤害。它们可以提供食物酵素，对健康有很大的帮助。

日本的传统发酵食品纳豆，已成为具有日本特色的家常食物，也是日本人长寿的重要原因。纳豆研究的突破是在 20 世纪 80 年代，由于纳豆中含有分解血栓的酵素，能防止血栓、降低心肌梗死

的风险，纳豆便逐渐成为风行全球的保健食品。

纳豆中有很多酵素，主要的叫纳豆激酶，此酵素与20世纪70年代所研发的尿激酶有相同功效，即以打针方式治疗血栓病症，都具有独特疗效。

如果平日能食用纳豆激酶，防止血栓生成，就能保持健康。近代有关纳豆激酶的生物科技产品除了含有酵素外，还含有纳豆的其他营养成分，而且不会像食用纳豆一样，有大豆的青臭味及黏稠丝状物的感觉，由于具有这些优点，纳豆才会成为流行的酵素供给源，可以说是现代人的良好保健品。

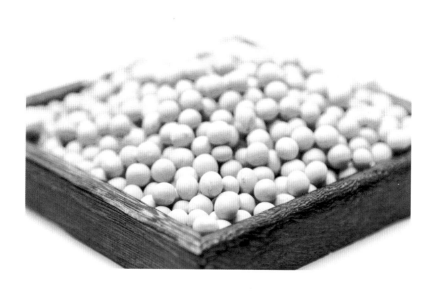

四、生活常见病专用的酵素养生食谱

📌 木瓜叶汤　具有天然抗癌化合物

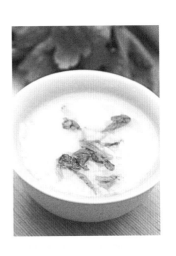

食材：

　　木瓜叶 1 叶，之后慢慢增加到 3 叶。

做法：

　　把木瓜叶洗干净后切细，放入锅中加水煮 1 ~ 2 小时，煮成 1 ~ 2 碗每天食用。

📌 首乌芝麻糊

促使头发再生，补充体力不足的良药

食材：

　　何首乌 10 克、黑芝麻粉 2 大勺、葛根粉 1 大勺。

调料：

　　冰糖 10 克。

做法：

　　何首乌加水 500 毫升，以中火煮 20

分钟，剩一半汤汁时，过滤取出何首乌。

将黑芝麻粉、冰糖放到汤汁中，将葛根粉加水溶开，倒入何首乌勾芡，以小火煮成糊状，即可食用。何首乌可促使头发再生，黑芝麻可预防癌症，其中含有的蛋白质、B族维生素、维生素E及丰富的钙质，可补充体力。

📌 综合沙拉　预防大肠癌，增进食欲

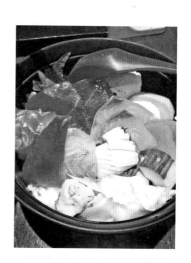

食材：

小黄瓜1/3根、猕猴桃1个、腰果10克、松子5克、柠檬1/2个、百香果汁20毫升、罐装玉米20克、红黄椒各20克。

做法：

小黄瓜去子，猕猴桃去皮，红黄椒切成小块。腰果与松子放到烤箱稍微烘烤。柠檬榨汁后与百香果汁混合。再混合所有材料凉拌即可。

功效：

柠檬与甜椒含有胡萝卜素、纤维素，可以通便、预防大肠癌。

玉米含有镁、硒、玉米黄素、叶黄素，可抗氧化。

此沙拉带有酸味，还能增进食欲，但是腹泻者不要食用。

📌 干贝乌骨鸡汤　具有补肾、健脾、润肺的功效

食材：

干贝 3 粒、乌骨鸡腿 1/2 只、竹笋 10 克。

调料：

姜 2 片、盐少许。

做法：

干贝泡水 4 小时，乌骨鸡腿用热水烫一下，之后去血水，竹笋泡水之后挤干、切段。把所有材料放到电蒸锅中，锅内放 2 杯水，外锅放 1 杯半水，煮到开关跳起，放盐即可。

📌 绿豆茶叶冰糖汤

滋补养肾，清凉一夏

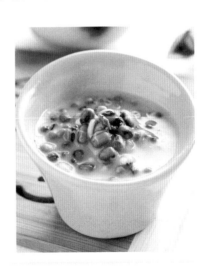

食材：

绿豆 50 克、茶叶 5 克。

调料：

冰糖 15 克。

做法：

绿豆洗净、捣碎，放入砂锅，加水 3 杯煮至 1 杯半，再加入茶叶煮 5 分钟，加入冰糖拌化即可。

丝瓜绿茶汤　　对痛风、高胆固醇有很好疗效

食材:

　　丝瓜 240 克、绿茶 5 克。

调料:

　　盐 2 克。

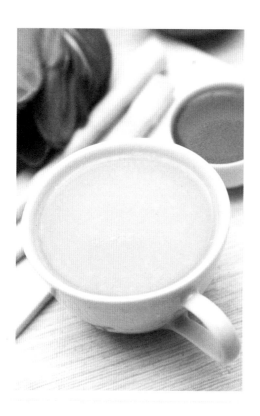

做法:

　　将丝瓜去皮洗净,切成片。

　　切成片的丝瓜放入砂锅中,加少许盐和适量水一起煮。

　　将丝瓜煮熟后,再加入茶叶,取汁饮用。

🧷 萝卜丝泡菜　　吞噬癌细胞，抗癌效果好

食材：

　　白萝卜 40 克、白芝麻 8 克。

调料：

　　盐 20 克、辣椒粉 24 克、砂糖 40 克、白醋 20 毫升、芝麻油 8 毫升、蒜泥 8 克、老姜末 8 克。

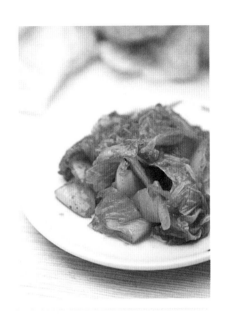

做法：

　　洗净白萝卜，用削皮刀轻削表皮。

　　将白萝卜刨成丝，用盐腌 5 分钟后，洗净沥干水分。

　　加入调料拌匀即可。

　　上桌前加上白芝麻拌在一起。

料理秘诀：

　　混入磨碎的白芝麻，食物中会增加香味。

📌 香菇芹菜素鱿鱼　降低血压好帮手

食材：

鱿鱼 300 克、干香菇丝 20 克、芹菜 200 克。

调料：

油 15 克、盐少许。

做法：

干香菇丝泡热水直至变软，把鱿鱼切小长条，用热水烫后去除腥味，芹菜切小段，用热油爆香调味后，将所有材料拌炒至熟即可。

📌 凉拌海带　抗癌消肿利尿、防治动脉硬化

食材：

海带 30 克。

调料：

姜末蒜末各少许、酱油及
鸡精 2 勺、醋和辣椒粉各少许。

做法：

将这些材料放到一起凉拌。

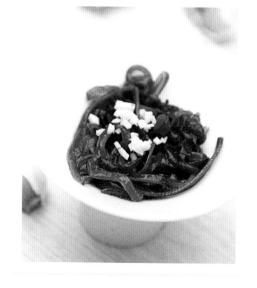

海带冷汤　治疗甲状腺功能低下

食材：

海带 7 克、小黄瓜 1/2 根、开水 3 杯。

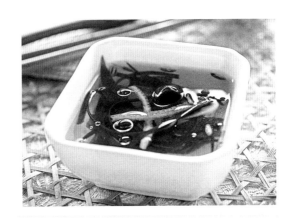

调料：

白芝麻 2 小勺、蒜泥 2 小勺、白醋 5 大勺、砂糖 1 大勺、盐少许。

做法：

海带先泡冷水，10 分钟后洗净。

小黄瓜洗净切丝。

准备 3 杯白开水，加入调料及海带即可。

食用前撒上黄瓜丝，也可加入冰块。冷藏后食用最好。

料理秘诀：

降温可以让醋酸味凸显，口感更清爽。

🖈 紫菜芝麻饭　促进胃肠道运动，滋养肝肾

食材：

紫菜 100 克、黑白芝麻各 120 克、大米饭适量。

做法：

首先，用剪刀将紫菜弄成细丝状，再用擀面杖将紫菜和芝麻弄碎。

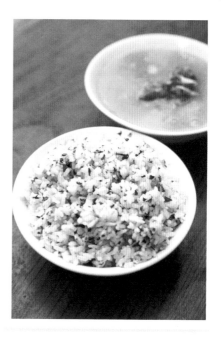

之后，将刚才处理好的材料放进米饭中，搅拌后一起食用。每份不需要太多的材料，控制在 1～2 勺即可。

功效：

紫菜含有丰富的胡萝卜素、钙、钾、铁及多种酵素等营养物质，能促进肠胃蠕动。芝麻则含有大量氨基酸、食物纤维和矿物质，能促进排便，芝麻有滋养肝肾的作用，尤其是对便秘有很好的疗效。

经常食用芝麻能减肥塑身，在节食减肥时配合芝麻，还能改善皮肤。除了紫菜芝麻饭外，芝麻还有很多烹煮方法，比如说黑芝麻粥、芝麻汤等。

味噌西芹　降压冷菜开胃好

食材：

西芹 1 根、蔓越莓干少许。

调料：

芝麻酱 3 大勺、味噌 1 大勺。

做法：

西芹洗净，从中间剖开，并切成约 5 厘米小段。

将芝麻酱与味噌混合，填入西芹中。

撒上蔓越莓干后盛出。

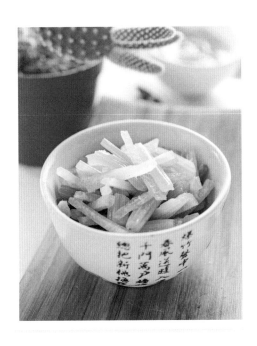

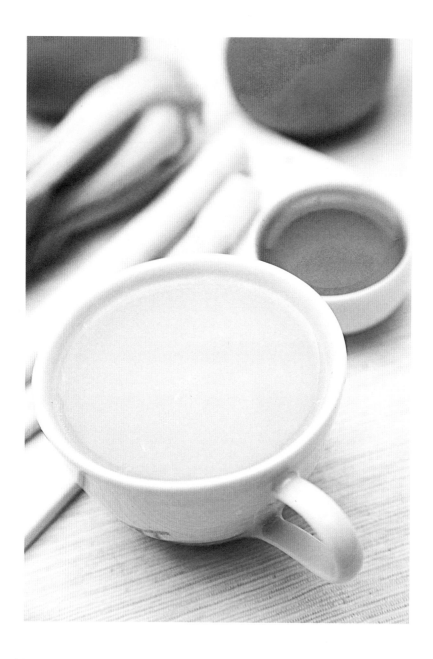

第**5**章

酵素化妆课，
告诉你年轻貌美的秘密

不要说试过了太多麻烦的化妆术之后，

再也不想折腾自己了。

看看酵素的功效吧！

无论是草莓、苹果等天然酵素，

还是简单可行的鸡丝沙拉等综合酵素，

都可以在不知不觉中修复受损细胞，

帮助分解体内的毒素，

让你变得年轻又漂亮，

更保证绝对没有副作用。

一、酵素使你的肌肤重新焕发活力

美容养颜对于我们来说是个历久不衰的话题，也是个需要长期坚持下去的生活必备课。

随着现代快节奏的都市生活，生活与工作压力有很多，并且常伴随着不良的饮食习惯与熬夜，这些都会使我们的身体遭受各种污染，身体毒素不能及时排出体外，就会加重我们的皮肤粗糙、色斑、面色晦暗、衰老等一系列中毒先兆，严重破坏肌肤的健康和容颜的美丽。

那么，如何能快速有效地排毒养颜，并保持年轻与貌美呢？功能大的酵素又可以帮我们这个忙。

酵素不仅可以促进新陈代谢与修复细胞，还能帮助分解与排出我们体内的毒素，从内到外帮助我们焕肤。酵素可以改善肌肤晦暗、粗糙、色斑等明显的问题，让我们拥有白皙、光滑的皮肤。

1. 细胞新生，告别青春痘

青春痘是人体激素分泌旺盛的一种正常现象，但是若处理毛囊内的分泌物时受到细菌感染，使毛囊发炎而变成"烂痘"，就会成为病症，要是再处理不当，使每个毛细孔发炎，那就要满脸"红豆冰"了。

酵素能促进正常细胞增生及受损细胞再生，使细胞恢复健康、肌肤富有弹性，这是酵素的修复细胞功能。

因此，食用酵素后不仅可消除青春痘，对皮肤保养也有很大帮助。

2. 净化血液、解毒排毒，拥有白皙皮肤

酵素可以将血液里的新陈代谢废物排出体外，并分解排泄发炎所造成的病毒。此外，酵素不仅可以促进血液循环，还具有分解酸性血液中的胆固醇、以维持体内弱碱性的功能。

不仅如此，酵素还能分解并排除血液中因不当饮食、环境污染、公害、药害等所产生的毒素、血脂，并恢复血管弹性，促进血液循环，将有毒废物转变成容易排出体外的形式，从而保护血液。

通过这种方式，酵素自然而然就可以将体内的毒素排出，使我们的肌肤从内到外焕发光彩。

3. 毛根更通畅，秃头也生发

长期服用酵素，也可让秃头者长出头发来。

我们血管中的血液既有废物，也有营养素。当头皮下的微血管受压迫时，会变得十分细小。此时，如果毛根细胞中的废物排出，并流进血管，就会导致血管不畅通。

酵素则可以使这种情况得以改善，因为其能同时分解废物、排

出废物，并促进血液流通、输送养分。如果长期补充酵素，使血液更好流通，那么营养就可以到达所需之处，毛根细胞也会随之活跃。这样，就可以使秃头重新长发了。

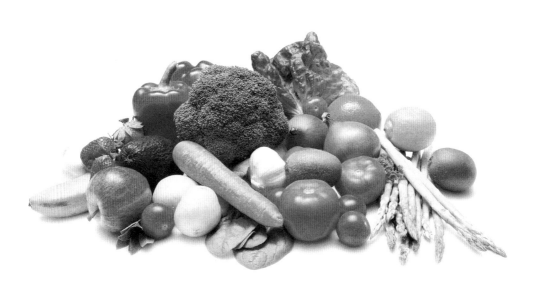

二、美容养颜专用的天然酵素食材

1. 美白又补血，草莓酵素女人少不了

草莓素有"水果皇后"的称号，目前产量最多的国家是美国。

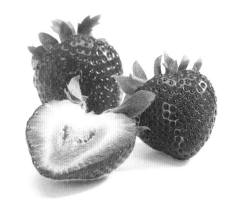

草莓中维生素 C 的含量十分丰富，100 克可以食用的部分含有 100 毫克的维生素 C，是苹果的 10 倍。

草莓具有十分广泛的医用功能，如：生津、健脾、补血与解酒等。草莓中不仅含有多种氧化物，可以协助酒类物质快速分解，与此同时，草莓还含有一些特殊的蛋白质及生化成分，作用如同酵素抑制剂，能阻断某些酵素反应。特别的是，草莓中含有抑制癌细胞繁殖的酵素。所以，有很多人认为多吃草莓能延年益寿、健身美容。

2. 抗氧化，苹果酵素很"多酚"

有人认为"一天吃一个苹果，医生远离我"，那是因为苹果中

含有丰富的钾，可食用部分100克中含有钾量为110毫克，其他较多的成分有食物纤维、维生素 C 等。苹果中也有多酚类物质，具有抗氧化、抗衰老的功效。

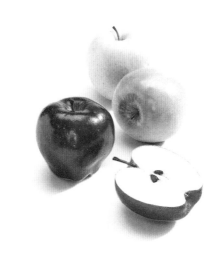

苹果虽不像菠萝与木瓜般含有特殊酵素，但却有很多其他酵素，如蛋白酶、脂肪酶、纤维分解酵素、淀粉酶以及超氧化歧化酶等，这些酵素都可以参与到人体的生理机能的作用中。苹果的食物纤维中也有大量果胶，还可以改善肠胃疾病，降低胆固醇。

3. 抗氧化，甜菜根酵素是神赐之礼

甜菜原产于欧洲，古代希腊人视为神圣物质，甜菜根一直被视为神所赐的礼物，甜菜根所煮的汤也成为北欧民族每天必备食物之一。

甜菜根呈红色，具有丰富的钾、磷、铁及维生素 B_{12}，有降血糖、解毒，增强抵抗力及助消化功能。在西方天然植物食疗法中，甜菜根也是一种退烧食物，近年来还有其抗癌作用的相关医学研究。

甜菜根富含多种酵素，包括分解酵素与抗氧化酶，正因为如此，甜菜根也被视为重要的天然酵素来源之一。

三、美容养颜专用的酵素养生食谱

木瓜牛奶　有效滋润皮肤

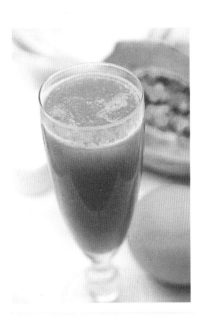

食材：

　　蛋黄 1 个、蜂蜜 1 大勺、青木瓜 1/2 个、牛奶 200 毫升、柠檬 1/2 个。

做法：

　　将青木瓜切成块，连同牛奶、蛋黄一起打成汁，再加入柠檬汁及蜂蜜，木瓜牛奶味道会更好。

香苹鸡柳沙拉　美白润肤显灵通

食材：

　　鸡胸肉 1 片（约 250 克）、鸡蛋 1 个、生菜 1/2 个、苹果 1/2 个、腰果 2 大勺。

调料：

　　植物油 1/2 小勺、米酒 1/2 小勺、盐 1/2 小勺、芥末酱 1 小勺、蜂蜜 1 小勺、胡椒盐 1/4 小勺。

做法:

鸡胸肉先用鸡蛋、植物油、米酒、盐腌 15 分钟。

再把鸡胸肉放进烤箱,以 250℃烤 20 分钟直至肉熟、香气飘出。

鸡肉放凉后切长条、生菜切段、苹果切大块,放入大碗中。

淋上芥末酱、蜂蜜、胡椒盐,再撒上腰果。

📌 三色鸡丝沙拉　　祛斑美白,水润肌肤

食材:

鸡胸肉 100 克、米酒
1/2 小勺、洋菜条 1/4 条、
小黄瓜 1/2 根、胡萝卜 1/4
根、洋葱 1/8 个。

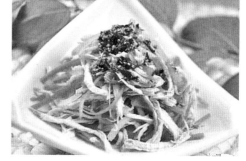

调料:

橄榄油 1/2 大勺、酱
油 1 大勺、海盐 1/4 小勺、
黑醋 1 大勺、白芝麻 1/2 小勺。

做法:

鸡胸肉淋上米酒抹匀后,放进电饭锅以 1 杯半水蒸熟,放凉后撕
成鸡丝。

洋菜条切成 5 厘米长段，放入热开水中泡开，直到变软呈半透明。

小黄瓜及胡萝卜洗净，沥干后刨成细丝，洋葱洗净后切成细末。

将橄榄油、酱油、海盐及黑醋拌匀，做成酱汁。

取 1 碗，放入鸡丝、洋菜条、小黄瓜及胡萝卜丝，再撒上白芝麻，即可搭配酱汁食用。

核果饮品　治疗心血管疾病，美容佳品

食材：

花生、核桃、松子、栗子（也可加薏仁粉）等量磨粉。

做法：

饮用时用热开水冲泡，70 毫升水中可放入 2 勺的松子茶粉，可依个人喜好加入砂糖。

卤牛蒡　补充胶原蛋白，水润皮肤

食材：

牛蒡 1 条（40 厘米）、白芝麻少许。

调料：

（白醋水）白醋 3 大勺、开水 3 杯。

（卤汁）酱油 4 大勺、果糖 1 勺半、开水 1 杯（230 毫升）。

做法：

牛蒡洗净，用削皮刀轻削表皮。

横切段后再切成粗丝。

将牛蒡放入白醋水中，浸泡 20 分钟后，从醋水中捞出，放入卤汁中。

卤汁煮开后转小火煮，煮至剩下少许汤汁后熄火即可。

可放冰箱储存，食用时撒上白芝麻。

料理秘诀：

白醋水可避免牛蒡丝氧化变黑。此外，牛蒡外皮营养成分高，不需削皮，准备干净削皮刀削净即可。

木瓜汁　滋润肌肤，改善肤色

食材：

木瓜 1 个。

做法：

将木瓜搅烂，加水压榨取液汁倒入杯中。

这个液汁除了含有天然化合物外，也含有相当丰富、未被高温破坏的木瓜酵素。

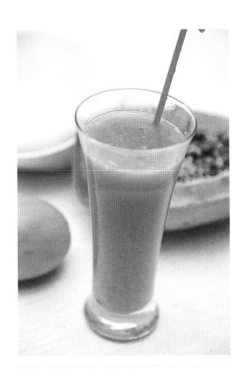

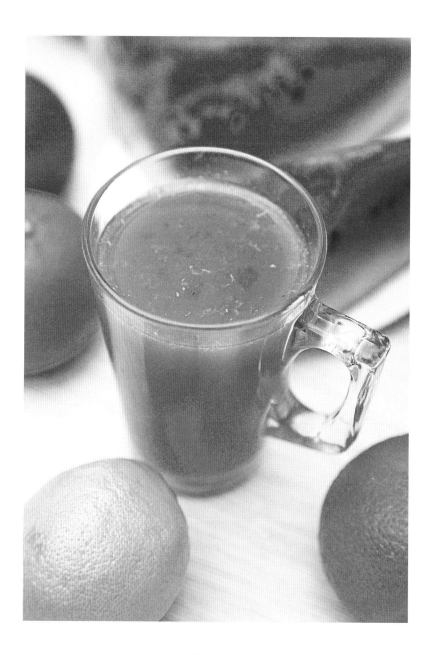

第6章

减肥瘦身，
从吃对酵素开始

体重是否超过标准，

是决定一个人健康的重要因素。

追求苗条的身材，

一方面是为了提升自己的风采与形象，

也是追求长寿与健康的先决条件。

酵素可有效减肥，这是理所当然的，

食用综合酵素的同时也一并施行运动饮食控制，

并持之以恒，效果更明显。

一、减肥又养生！巧用酵素一次OK

减肥瘦身是每个人不可避免的话题，特别是现在的女性朋友，一直把减肥放在嘴边。"管住嘴，多迈腿"也成为经久不衰的减肥方法，并且效果也是十分显著的。然而，我们真的了解我们自己的身体吗？真的知道究竟如何减肥是科学的吗？专家告诉我们，真正的减肥是减掉脂肪，体重正常也有可能是隐性肥胖，有很多人看似每天为了减肥拼命，却不知道实际减掉的并不是脂肪，而是水、蛋白质等等。让我们先来从根源上出发，了解下究竟什么是真正的减肥。

1. 胖不胖，怎么量才正确

过胖常伴随着许多疾病，如动脉硬化、高血压、糖尿病、痛风、关节炎以及肾脏病等。身体质量指数（BMI）是判断肥胖的指标，指体重（千克）除以身高（米）的平方所得数值。依据2013年最新实施的中国成人体重判定标准，BMI达到或超过24即为过重，BMI达到或超过28则为肥胖。

值得注意的是，除了身体质量指数外，中国有关部门也将腰围当成肥胖指标，拥有"中心型"身材的人要特别小心。"中心型肥胖"的人是指男性腰围达到或超过 90 厘米、女性达到或超过 85 厘米者。这类人小腹凸出，由于脂肪大量累积在腹部，易引起脂肪肝、高血脂等问题，就算 BMI 在标准范围内，也应视为肥胖一族。

但这个身体质量指数不适用于以下 5 种人：年纪小于 18 岁者、竞赛运动员、孕妇或哺乳妇女、体弱或需要久坐的老人与肌肉发达的健美先生与小姐。

所以，事实上 BMI 只是一种提供肥胖判断的参考而已，也不是一成不变的。

2. 体重正常，也可能是隐形肥胖

肥胖的判断也不是单由体重的轻重来评论的，而是脂肪组织在人体的成分比例超过正常值时才是肥胖。

一般而言，体脂肪增加的话，体重会随之提升，但体重的增加并非仅仅由肥胖所导致。

例如运动选手每天接受严格的训练，体脂肪并不多，体重过重主要原因是肌骨，所以不能说是肥胖；反之，体重正常的人有可能体脂肪含量很高，这称为"隐性肥胖症"，常发生在下列 3 种人身上：

基础代谢随年龄增加而下降，由于缺少运动，体重与年轻时一样；过去因运动而具有适量肌肉，但后来由于缺乏运动，体重没有改变；减肥失效，体重又恢复原状的人。

脂肪被认为是造成肥胖的元凶，当堆积在身体内的脂肪细胞增大、脂肪细胞分裂、数量增加时，就会造成肥胖。体脂肪率是用以衡量脂肪多寡的指标之一，也是判断肥胖标准的一种。

体脂肪是指体内脂肪所占体重的比率，以往肥胖的定义是依标准体重为基准，但目前医学上肥胖的定义即为体脂肪率的高低。

3. 减肥前，先走出三大误区

很多人常抱怨：为何体重不断上升？天天做运动，饮食也控制，但就是瘦不下来。事实上减肥是一项非常复杂的行为，成败因素太多，不是单一原因而已，因此，减肥者必须走出一些误区：

♭体重降低不代表真正减掉脂肪

人体是由水分、蛋白质、糖类、脂肪及矿物质所构成的。男性体内有60%是水分，20%为蛋白质，20%为脂肪；女性则是水分占60%~70%，10%为蛋白质，20%~30%是脂肪。以密度而言，蛋白质最高，其次是水，最低者为脂肪。

很多减肥者体重虽已减少，但看起来外表仍一样胖，主要原因可能是所减少的是以蛋白质为主要成分的肌肉及水分，但脂肪却没减少。若减肥时腰围变小，外表变苗条，但体重并没降低很多，那么减少的就应该是脂肪（真正的减肥）。

肌肉崩解也不代表真正减肥

人体"基础代谢率"是指为了维持人体正常功能，每小时需要消耗的最基本需求能量的速率。主要耗能器官是人体肌肉组织。减肥主要是想去除脂肪，并降低体重，只剩下肌肉。但减肥若只是使肌肉崩解，体重虽然下降，以为已达减肥目标，但由于肌肉减少，基础代谢率大幅降低，再次恢复正常饮食时，就又迅速恢复体重，这也是减肥后又复胖的原因之一。

一点儿糖质与水分都不摄入，也不利于减肥

人体中多余的热能是以脂肪的形态储存的，多余的蛋白质也会转变成脂肪，糖类则是以肝糖的形态存在于肝脏与肌肉之中的。蛋白质主要是构成肌肉与器官组织，若是在不断摄取糖质食物的情况下，多余的糖分是会成为脂肪的。糖类是最有效率的能量来源，虽然效率低，但却可以提供即时的热能，如短跑、举重、拳击等爆发性强的运动，但长时间而持续的运动则需靠脂肪来供应能量，如慢跑、游泳、跳舞、爬山及骑自行车等。

当脂肪要燃烧时需要糖类及水分的参与，当水分及糖类供应不足时，脂肪无法燃烧，反而会利用蛋白质（如肌肉）提供能源，所以减肥时没有适量的糖类与水分的话，瘦的就会是肌肉，而脂肪仍不动如山。

因此，想要减肥的先决条件是，热量的摄入必须少于热量的需要。

一个人每天所需热量有一定的量，在热量不足的情况下，将身体所贮存的或已有的现成热量来补充，这些热量可以来自肝糖、脂肪或是肌肉组织，那么燃烧之后体重就会下降，动用的燃料是脂肪的话，就能减肥。

4. 减肥、瘦身、塑身，不一样

我们常听到减肥、瘦身与塑身等名词，其实是有点儿不同的。

瘦身和减肥是相同的概念，就是减轻体重，而塑身则是将身体某些部位的脂肪，转变并锻炼成肌肉。

所以，它们的相同之处是，都可以通过适量的运动来消耗能量，达到减少过多皮下脂肪的效果。但塑身需反复运动想锻炼的部位，使该部位的肌肉发达，并让囤积的赘肉消除。因此，塑身成功、拥有健美身材曲线的人未必是减肥成功的人。这是因为有时候将多余的脂肪锻炼成肌肉，反而会使体重稍微增加呢！

造成肥胖的脂肪细胞数目，到了成年就不再增加，所以成年以前应尽量避免发胖，才能把脂肪细胞数目维持于最少；成年以后才发胖的人，一般只是因为脂肪细胞因占贮藏多余脂肪的量变大而引起的。所以，减肥不难，减肥后脂肪细胞恢复发胖前的大小，数目不变，就会苗条如昔。但幼年肥胖的人就较难减肥了。

二、酵素帮你分解、排出废物，塑造好身材

1. 最佳体内清道夫，废物不囤积

人体中常摄入损害健康的物质，三大营养素若不当摄取（如品质低或量过多）便会累积在体内，若是排便不正常或是有经常性便秘的话，则形成宿便，很容易引发多种疾病。

蛋白质是健康不可或缺的，却也足以摧毁健康。适量蛋白质能够让细胞运作顺利，但是，若毫无节制地摄取蛋白质，反而会破坏细胞，造成疾病。过量蛋白质进入人体，必须经过分解。尽管蛋白质能够产生能量，但为了消化蛋白质，身体却必须耗费更多能量，还得处理蛋白质所遗留的酸性物质。换句话说，蛋白质也是一种负能量源，所制造的能量比消耗的少。

而这类体内多余废物与宿便要排出体外，唯有依靠"酵素"分解成更小分子而排出，有便秘习惯或排便不顺的人，更应该借由外界补充酵素才能清除体内废物。

酵素可说是人体内最佳的清道夫，可以使废物不囤积。

2. 分解废物，新陈代谢可除"酸"

酵素可以帮助人体组织细胞分解与代谢，排除患处或局部组织

器官所残留的二氧化碳、细菌、病毒以及人体代谢废物等，使身体恢复正常状态。

前文已经提过，酵素可以帮助新陈代谢。而尿酸是蛋白质成分的氨基酸在缺氧下未经氧化所形成的，尿酸过高会造成关节疼痛，甚至痛风。体内若有充足的酵素，即可加强"氧"与"二氧化碳"的新陈代谢，这样就可以减少尿酸形成。

此外，人体内乳酸堆积过多时，也会造成身体疲倦、肌肉酸痛；氨浓度太高，会引起精神疲劳、打哈欠，甚至造成心烦焦虑。乳酸是因体内葡萄糖在缺氧下未能完全氧化而产生的酸性代谢物；氨气是由于大肠蠕动减慢，就会造成便秘或排便困难，以致粪便中的蛋白质被细菌分解。酵素则可以帮助调整血液组织酸碱平衡，及促进大肠蠕动帮助排便，排除毒素，这时乳酸及氨量就会减少，从而在一定程度上缓解便秘症状。

因此，酵素对于分解囤积的废物，帮助新陈代谢具有很好的功效。这样，吃对酵素就有利于我们清除体内的宿便，减掉一些我们看不到的废物。

酵素对于脂肪细胞的分解与吸收也有很好的推动作用，这样就可以从最根本处真正地清除脂肪。

3. 脂肪酵素帮助燃烧脂肪，加强瘦身效果

酵素除了可以帮助分解与清除体内的废物之外，还有个很重要的作用，就是促进新陈代谢的功能。据报道，对于肥胖者来说，正是因为脂肪组织内缺少脂肪酶，才导致脂肪过度囤积。

脂肪酶，也就是脂肪酵素，是用来帮助分解脂肪的，冬眠的动物在睡了一冬之后仍能减轻重量，最重要的原因就是其体内脂肪酶的功能。如果缺少了脂肪酶，脂肪就会滞留并长期累积在动脉与毛细血管中。

肥胖者的脂肪酶比正常人的含量要低，是由于吃了过多的熟食。前文我们已经提到过，熟食会将食物中的酵素破坏殆尽，而其中的脂肪酶也不复存在。因此，令人发胖的是熟食，而不是生食。我们如果想做到真正减肥的话，首先就是要避免吃过多熟食，相反，可以多吃些天然食材，这样不仅饮食健康，还可以在此基础上补充些酵素，在一定程度上加强瘦身效果。

三、减肥瘦身专用的酵素养生食谱

 凉拌黄瓜　清热解毒 + 利水消肿 + 减肥瘦身

食材：

黄瓜。

调料：

盐、花椒、豆瓣酱、砂糖、香油。

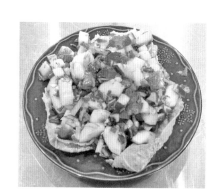

做法：

黄瓜洗净，切滚刀块，装碗。

撒入盐拌匀，腌渍 20 分钟。

将黄瓜冲洗一下放入大碗里，所有调料混合搅拌均匀。

功效：

黄瓜性凉味甘，具有清热解毒、利水消肿、止渴生津的功效，并且能加速新陈代谢，对减肥很有利。

 麦片玉米羹　加速新陈代谢，清除体内废物

食材：

玉米粉 2 勺、牛奶 1 勺、麦片 1 勺。

做法：

将材料用开水冲饮即可，如果觉得不够饱，可以前一天晚上煮好一根鲜玉米，第二天早上热一下，配玉米羹。

这是以玉米为主的健康营养餐，玉米羹做法方便简单。

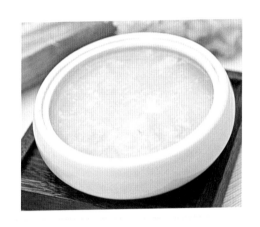

功效：

玉米含有大量膳食纤维，是粗粮中的保健佳品，对促进人体消化颇为有利。玉米更是瘦身主食，营养丰富，有身体比较不容易吸收的糖原，很利于减肥。

🔖 木耳拌香菜　瘦上腹专用

食材：

银耳、黑木耳。

调料：

大蒜泥、酱油、香菜。

做法：

先将银耳、黑木耳煮熟，再加入大蒜泥、酱油、香菜，拌均匀后便可食用。

📌 玉米面糊　具有清肠排毒的功效

食材：

玉米面粉 200 克、冬瓜 80 克、花生米 30 克、瘦肉 40 克、红薯 30 克。

调料：

盐少许。

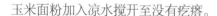

做法：

玉米面粉加入凉水搅开至没有疙瘩。

烧好开水，将玉米面倒入，把冬瓜、红薯、瘦肉切成粒，花生米稍微捣碎，放进去，撒上盐，小火煮 10 ~ 15 分钟。

再打 1 个鸡蛋搅散成蛋花，出锅前撒一点儿葱花，即可享用美食。鸡蛋、葱花依据个人喜好添加。

📌 菠菜苹果菠萝果汁　瘦小腹专用

食材：

菠菜、苹果、菠萝、梅子粉适量。

做法：

先把菠菜烫一烫，之后切成小段。

苹果去子，但不去皮，切成小片。

菠萝切成小块。

将菠菜、苹果、菠萝丢入果汁机，加一些水，打成汁后加入少许梅子粉，即可饮用。

核桃松仁玉米羹　分解体内废物

食材：

核桃仁、松仁、玉米粒各 100 克。

调料：

冰糖、高汤、植物油各适量。

做法：

核桃仁、松仁一起用油炸熟。

取适量高汤，加入冰糖和玉米粒，小火炖熟后撒上核桃仁和松仁。

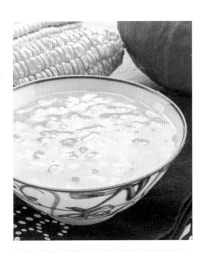

香菇炒鸡胸肉　利用高纤减肥瘦身

食材：

香菇、豆芽菜、鸡胸肉。

调料：

高纤粉（可用鲜鱼粉、柴鱼粉代替）。

做法：

先将香菇泡水。

将香菇、豆芽菜、鸡胸肉放入锅中煮沸，再加入高纤粉，即可食用。

📌 黄豆猪脚汤　　通便、消水肿

食材：

黄豆 2 杯、猪后脚 1 只。

调料：

葱花或青蒜末适量、盐适量。

做法：

黄豆泡 3 小时后，煮半小时，将猪脚剁小块，用开水烫好，之后洗净过冷水，将黄豆和猪脚煮烂，加调料即可。

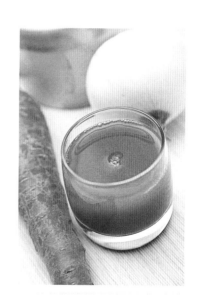

📌 消脂菜汤　　有效降低脂肪摄入量

食材：

瘦肉 8 片、绍菜 1 个、洋葱 1 个、西红柿 1 个、胡萝卜 3 根。

调料：

盐少许、鸡粉和胡椒粉各适量。

做法：

将所有材料洗净切块，用大火熬过后，转慢火熬约 1 小时，以适量盐、鸡粉及胡椒粉调味即成。

酱油盐海带豆　促进消化，预防便秘

食材：

海带 300 克、黄豆 100 克。

调料：

盐少许、酱油和葱花适量。

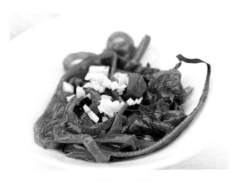

做法：

首先用刀切海带，将它们切成丝状，然后放进沸水中，稍微过一下热水后就取出来。同时将黄豆放进锅中，加水煮熟。

之后，将热水中的海带丝和煮熟的黄豆都沥干水。

最后，再把 2 种食材放进碗中，再往里面倒进盐、酱油和葱花，然后一起搅拌，完成。

功效：

海带含有的丰富食物纤维及酵素可以增加便量，维生素和矿物质能促进肠道蠕动，而黄豆中的不饱和脂肪酸能促进排便。膳食纤维是健康饮食不可缺少的，在促进消化、预防便秘中扮演着重要的角色，特别是水溶性膳食纤维，能吸收大肠的水分而增加粪便的含水量，促进粪便顺利排出。便秘的人必须多摄入富含膳食纤维的食物，比如玉米、小米、大麦、木耳、杏仁等。

📌 菠菜猪血汤　补充胡萝卜素、钾、铁，并利于排便

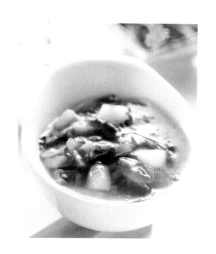

食材：

猪血 500 克、菠菜 500 克。

调料：

盐适量。

做法：

将准备好的菠菜根须择掉，然后放进清水中洗干净，再将它们的梗切出来。猪血稍微浸泡一下，并切块。

加水煮沸，再把菠菜梗放进去煮一会儿，接着把猪血块加进去。转用小火煮，水再次沸腾后就把剩下的菠菜叶放进去一起煮。最后，放入调味料调味，完成。

功效：

菠菜猪血汤具有很好的润肠通便作用，也很适合夏季饮用，是月经期间不可缺少的食物。菠菜含有很丰富的营养素，经常食用可以补充胡萝卜素、钾、铁等。

菠菜能减肥瘦身主要是因为它含有大量的植物膳食纤维，有利于促进肠道蠕动，从而利于排便。菠菜的做法很多，菠菜粥、菠菜卷、上汤菠菜都是减肥瘦身食谱不错的选择。

🚩 黄豆鸡　　促进肠胃蠕动，纤细腰身

食材：

鸡腿 2 只、黄豆 1/2 碗、葱 2 根、红枣适量。

调料：

酱油 4 大勺、糖 2 勺、盐少许。

做法：

将黄豆洗净，泡水约 2 小时，捞出沥干，加入鸡腿及调味料，煮沸后改小火慢炖 1 小时，撒上一点儿葱花即可上桌。

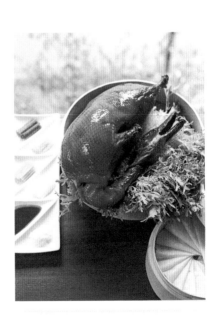

功效：

黄豆的脂肪、蛋白质、钙、磷、铁、卵磷脂等营养素含量丰富，能通便、消水肿。

📌 芝麻黑豆浆＋蔬菜全麦三明治
调节胆固醇，清理肠胃，排毒

食材：

无糖的黑豆浆、三明治。

调料：

沙拉酱。

营养分析：

这份减肥早餐看上去很简单，但是营养是足够的，同时又不会过量。芝麻属于谷物类食物，能提供脂肪和蛋白质，还含有膳食纤维、维生素、钙、铁等营养素，其中所含的亚油酸还能起到调节胆固醇的作用。黑豆浆含有丰富的蛋白质，且热量很低，还含有糖类、维生素 B_1、维生素 B_2 等，除了能提供营养外，还能降低血液中的胆固醇和减少脂肪酸。而蔬菜全麦三明治中的蔬菜能提供大量的膳食纤维，能帮助清理肠胃、排毒。所以，这 1 份早餐是满足了营养和减肥需求的。蔬菜用紫色卷心菜 1 片、小白菜 1 片及少许苜蓿芽。

📌 五日排毒消脂法　**综合排毒瘦身法**

Day1　胡萝卜西蓝花辣椒汁

食材：

胡萝卜 2 根、西蓝花 1 个、红辣椒 1 个。

做法：

将所有蔬菜洗净，去掉辣椒的蒂和籽，将所有蔬菜切成合适大小的块或片，榨汁，搅拌均匀后即可饮用。

功效：

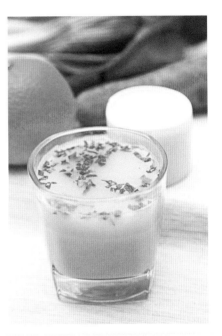

甘甜醇美，胡萝卜和辣椒的甜味刚好可以中和西蓝花的苦味，使其味道更好。这道蔬菜汁具有很好的排毒减肥效果，有利于身体健康，另外，还能保持皮肤美白，并起到明目的作用。

Day2　芹菜哈密瓜汁

食材：

芹菜 2 根、哈密瓜 1/2 个。

119

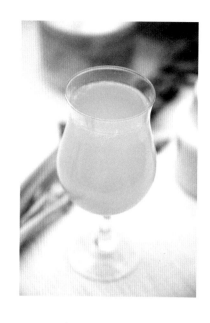

调料：

蜂蜜少许。

做法：

哈密瓜去皮，去子切丁，芹菜洗净切段，将哈密瓜丁、芹菜放入果蔬榨汁机中，酌情加冷水，搅打后加蜂蜜调匀即可饮用。

功效：

哈密瓜含有维生素，能帮助消化、利尿，排除体内废物与毒素，润泽皮肤，淡化斑点，与芹菜配成汁加强了利尿排毒、瘦身养颜作用。

Day3 果菜香瓜汁

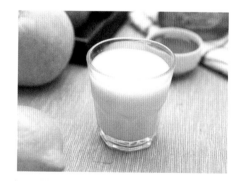

食材：

胡萝卜 1/2 根、香瓜 1/2 个、柠檬 1/6 个。

调料：

蜂蜜 30 毫升、冷开水 120 毫升、冰块 70 克。

做法：

将香瓜、胡萝卜、柠檬洗净，切成小块，连同其他材料放入果汁机中搅拌均匀即可饮用。

功效：

生津开胃，润肠通便，降脂瘦身。这个蔬菜汁香甜可口，色泽醇厚，可以治便秘，通便排毒，并起到很好的瘦身效果。

Day4 萝卜金橘菠萝汁

食材：

白萝卜 200 克、金橘 5 个、菠萝 300 克。

做法：

将金橘洗净，留皮切半，将菠萝、白萝卜洗净，去皮，切片，连同金橘用分离式榨汁机榨出原汁即可饮用。

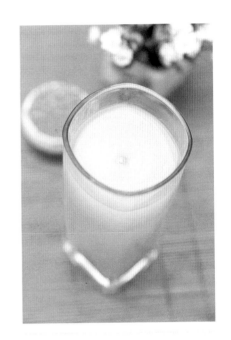

功效：

金橘含有丰富的苷类，具有理气消食、化痰止咳、健脾解酒功效，三者结合，有助于健脾消食，理气通便，加强了瘦身养颜的功效。

Day5 果菜百宝汁

食材：

芹菜、生菜、莴苣、小白菜、苹果、菠萝、橙子、蜂蜜各适量。

做法：

将芹菜、生菜、莴苣、小白菜、苹果、菠萝、橙子洗净，去皮，切成小块，一起放进果汁机中搅拌均匀，加蜂蜜即可饮用。

功效：

生菜含有维生素和矿物质钙、镁、钾等营养成分，能滋润皮肤，帮助血液净化与消肿。小白菜具有清热解毒、利尿解毒的功效。菠萝含有菠萝素，能分解蛋白质，并帮助消化，对身体具有很好的清洁作用。多种果蔬配成汁，有助于润肠通便，促进新陈代谢，清除体内毒素，加强了瘦身养颜的功效。

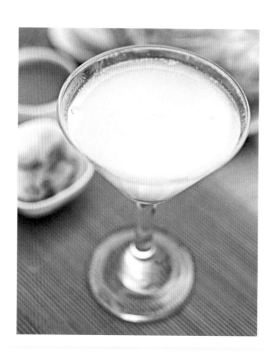

第7章

自己动手做天然酵素，安心又方便

天然酵素可以让人重新体会到

食物的真实口味，

回归大自然最初的味道。

与此同时，

生食天然酵素还可以帮助

保持体内酵素的平衡，

使你由内而外焕然新生，

重新找回体内的纯净健康状态。

一、自己动手做酵素，制作过程全攻略

由于蔬果中都含有丰富的酵素，我们可以自己动手制作。通过自然发酵的过程，从蔬果中抽取含有酵素的成分，做成蔬果汁之类的饮品，这对于我们直接吸收天然酵素是十分简易的方法。那么，究竟该如何制作呢？

1. 制作之前的准备

做酵素的材料要新鲜，而且要提早几天买回来洗干净，自然晾干，但不要放进冰箱。所用的砧板、刀和玻璃瓶一定是做酵素专用的，用前洗干净，擦得很干，千万不要沾到水分或油。在切水果或蔬菜时要净心，将身体能量提升，以正向的能量和心情制作。几个人一起做酵素，会因每个人不同的心情影响酵素，产生不同的效果。

2. 制作时的注意事项

制作时最好加入发酵用种菌，如活性酵母粉、酸奶冰淇淋发酵用乳酸菌等，或者加入纯酿造醋以替代。每次制作后的渣也可保留一部分当下次种菌使用。制作过程中刚开始发酵的前四五天，最上面一层会有白色泡沫，也可能有黑点，黑点是霉菌，要拿掉，否则会使酵素变坏。

　　玻璃瓶内的材料装八分满就够了。开始发酵的前四五天，瓶盖不要盖紧，这些做法都是为了让发酵的气体逸出，否则可能会"爆盖"。可以用布盖住瓶盖，尽量避免受到外在的污染。过四五天后打开盖子再看，注意有没有黑点，有没有苍蝇卵在瓶盖内等，如果没有任何问题，才能把盖子拧紧，外面用纱布包住，再放 30 ~ 40 天，就可食用。

　　制作时原则上不宜加水，才能做出纯浓酵素液。加水发酵制作也可，但除非发酵完全，否则质量较差。加水制作酵素时，会有大量气体冒出，甚至让瓶上的塑料布都凸出鼓起。

　　酵素置于阴凉处，不可放进冰箱，以免发霉。

3. 制作完成之后

　　酵素制作完成后可经常饮用，每天不限次数，肠胃好的人可以空腹喝（效果最佳），若肠胃较弱可在饭后喝，饮用时可以不稀释，也可依个人喜好稀释后再喝。

　　酵素看起来容易做，其实变量很多，不一定成功，尤其是初学者，难免忽略细节，导致心血泡汤。

　　在此必须提醒的是：自制酵素还是有风险的，它与制作冰淇淋、酸奶一样，过程有些专业，万一制作过程有杂菌污染而损害身体则得不偿失！所以仍以购买专业人士与公司生产的酵素为上策。

二、抗衰老专用酵素

1. 小麦酵素　逆龄＋抗老化

利用小麦种子发芽时所诱导的各种酵素与丰富的营养成分综合而成，长期饮用可抗老化，具有回春功能，又称回春水。回春水的保健效果好，对于逆龄抗衰老、增强抵抗力有出其不意的作用，是理想的家庭饮品。

刚买回来没有处理过的小麦，有机农场种出的最好，小麦分春麦和冬麦两种，春麦糖分较高，发酵快；冬麦矿物质高，营养较好，但发酵慢一点儿，各有所长，任选一种，1 杯小麦（约 200 克）可制得 4 杯回春水。

将小麦洗净放在玻璃瓶或瓷碗里泡水过夜，注意水要用过滤水，自来水的污染物太多会阻碍发芽和发酵过程，做回春水失败（如发臭）的大部分原因，是因为水质有问题。

第二天将水倒掉，用盖子或碟子轻轻覆盖住碗口，发芽 2 天（芽长度大约 1 厘米），然后加入 2 倍的水（亦即 1 杯小麦芽、2 杯水），置于室温 25℃左右，24 小时后即可饮用，可再加 1 杯水等 24 小时之后又可饮用，第三次加 1 杯水饮用之后，所剩小麦可当作酵母发酵的原料或做堆肥。

做回春水的理想温度是在 25℃，太冷太热都不行。气温太热时缩短时间，只泡 12 小时就可饮用；太冷的地方要用保温的方法，如把电灯放在盒子里或用厚毯子盖着。

回春水的味道应该说是清甜的，或许有点儿酸，但绝对没有臭味，如果小麦本身有问题，

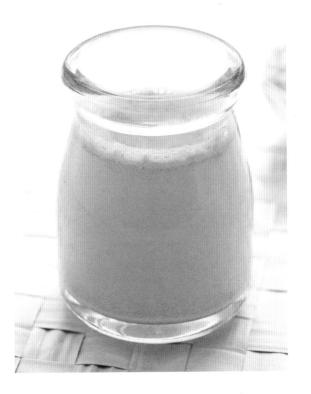

如放射处理过或水有污染，则不会自然发酵，反而会腐败，这种情形下，只能做肥料，另换小麦或重买过滤水、泉水等，重新再试。

回春水不可加蜂蜜，因蜂蜜糖分很高，会和回春水里的活酵母作用，在胃里形成啤酒，最好不要加任何高糖分的调味品。

回春水的营养成分除了小麦本身已有的维生素 E，还有维生素 C、加倍的 B 族维生素（维生素 B_{12} 在内）和酵素，一般说法认为吃全素的人会缺维生素 B_{12}，动物食品才有维生素 B_{12}。

2. 菠萝酵素　抗炎＋抑癌

在天然植物酵素中，菠萝可以说是相当重要的原料，除了菠萝酵素外，其他营养成分也有很多。

容器：

干净玻璃罐（如果制作原料 10 千克，约要 45 升的罐——4 ~ 5 倍大）。

干净大平盘（塑料制便可，盘中有沥水的孔洞才行）。

食材：

有机栽种菠萝（约 10 千克，少农药者较佳）。

调料：

冰糖（约 5 千克）最好，砂糖（最好是红糖）也可，菠萝与冰糖比例约为 2 ：1，纯酿米醋 1 瓶（500 毫升）。

做法：

先将菠萝洗净（要用过滤的纯净水，不可用自来水，双手与容器均要保持洁净），放在大平盘上，上覆干净纱布，让菠萝充分沥干。

玻璃罐洗净，并用沸水烫过，或在沸水中煮过灭菌后取出，罐口朝下，让水分完全沥干。

手要充分洗净，将菠萝连皮切片，与冰糖交叉一层又一层置入玻璃罐（一层菠萝、一层冰糖，再一层食材……直到冰糖用完），加入一瓶纯酿米醋，然后加盖，但不可盖得太紧，以免气爆，手上戴干净的塑料手套，每天将罐中材料充分搅拌（连续搅拌1周便可）。

刚开始几天，菠萝会因发酵产生汁液，且由于有气体而浮于液面，3周后瓶盖盖紧时间届满时（夏天1个月，冬天3个月），不见任何气体产生，原料表面

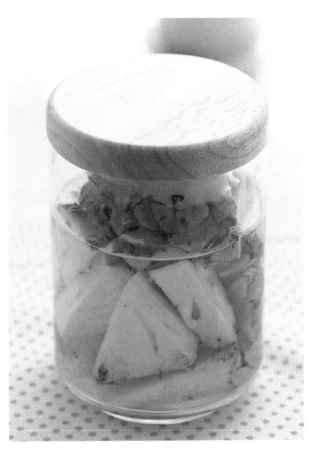

如有些许脱水产生皱褶时，便可用干净的滤网与勺子（经沸水烫过并沥干），将酵素液滤出。

做好的酵素用玻璃容器装瓶，放室温阴凉处，可放1年左右，饮用时若稀释的话则应放置于冰箱中冷藏，并在当天喝完。

自制酵素后的菠萝原料可收集后放冰箱冷藏，当水果吃有益健康，可贮存半年左右。

三、提高免疫力，
　　告别生活常见病专用酵素

1. 梨子猕猴桃酵素　助消化＋通气

容器：

干净玻璃罐（如制作原料 10 千克，约要 45 升的罐——4 ~ 5 倍大）。

干净大平盘（塑料制品便可，盘中有沥水的孔洞才行）。

食材：

梨 1 个（200 ~ 300 克）、猕猴桃 10 个（共约 500 克）、普通大小柠檬 4 个。

调料：

砂糖适量（用量多少随酿造者喜好而定）。所有材料处理依照菠萝酵素（请参考 128 页）制作，去皮切片。

做法：

在玻璃瓶底层先铺上一层梨（切成薄片）和猕猴桃，再放切片柠檬，然后再撒上一层砂糖。重复上述步骤至玻璃瓶八分满，在最上一层撒砂糖，将瓶口以保鲜纸膜或纱布覆盖，瓶口再用绳子或橡

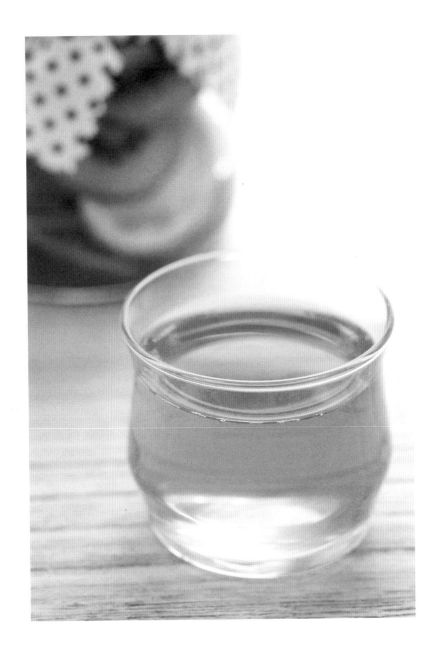

皮筋绑住，2 周后就可饮用。

2. 糙米酵素 　改善便秘＋光滑皮肤＋缓解肩膀酸痛

食材：

糙米 500 克、小红豆 50 克左右。

调料：

盐 1 小勺。

做法：

将 3 种材料放入容器中，加过滤水到糙米完全可以被浸泡的程度。

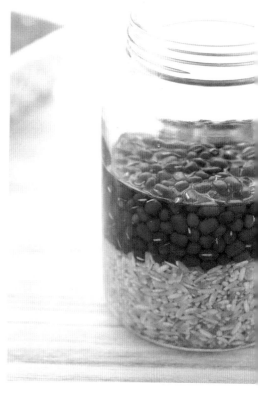

依能量医学的观点，起泡器向右旋转会将气泡及对人体有利的能量加入到食物中，若是逆时针方向向左旋转或省去此项动作，就难以发酵，会导致原料腐败。所以，要用 1 圈 2 秒的速度，将起泡器皿向右顺时针转 8 分钟。这个动作非常重要，能左右糙米酵素制作成功与否，因此一定要注意。

料理秘诀：

糙米放入电饭锅中，要加入比正常煮饭多一点儿的水，再进行蒸煮，煮熟后维持在保温状态。然后每天 1 次上下翻搅混合，3 天后可开始食用，每天当正餐吃 1～2 次。若要冷冻保存也可以，但解冻时需自然解冻，经高温煮后，大部分酵素会破坏，特别是酵素分解原料所得到的、容易被人体吸收的营养成分，如低分子蛋白等。

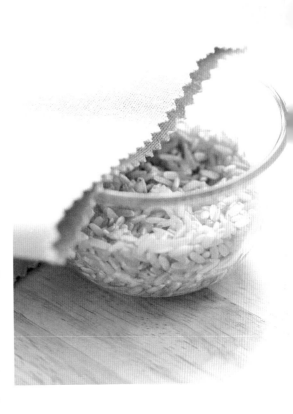

功效：

糙米酵素不但营养丰富，还有改善便秘、使皮肤光滑、缓解肩膀酸痛的功效。

糙米用过滤的水清洗两三遍后，加水至超过糙米，浸泡约 3 小时，放入容器后以湿布盖住，在 40℃左右环境中大约催芽 15 小时，即可得到含大量酵素的发芽米。

3.党参黄芪红枣枸杞苹果酵素　健脾益肺

容器：

干净玻璃罐 800~1000 毫升，装八分满。

食材：

党参 50 克、北芪 20 克、红枣 50 克、枸杞子 50 克、青苹果 3 个（共约 500 克）。

选购外形完美、避免受损的新鲜蔬果，为避免水果沾农药，可在洗净风干后去皮。选用有机蔬果更合适。

调料：

纯寡糖浆 15 勺（160~200 毫升）、砂糖适量。

做法：

将红枣切开，党参及黄芪剪成小段。青苹果洗净晾干，切块后打成汁。

把材料逐一放入瓶中，再将青苹果汁连渣倒入瓶中，加入纯寡糖浆至八分满，发酵 30 天。因党参、黄芪属于根茎类药材，需要 1 个月时间才能完全发酵，产生功效。瓶口以保鲜纸密封后（或先盖上普通塑料袋剪开的塑料纸）再盖上盖。如用旋转式的瓶子，则不需使用保鲜纸。若发现糖分不足，可在 2 周内酵素尚在发酵活跃时加入砂糖。酵素放置越久，应放越多糖分，以免酵素变质发臭。

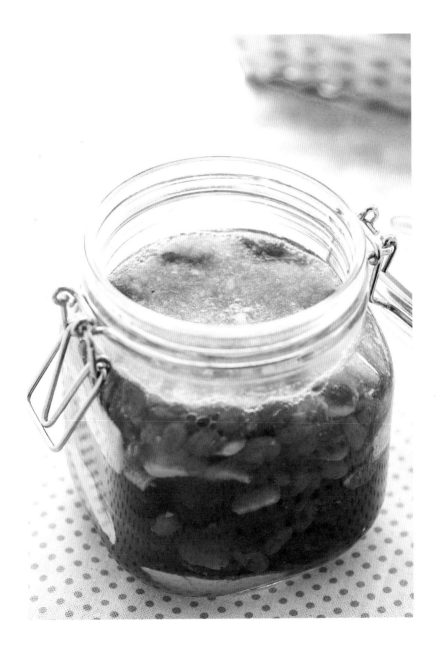

4. 胡萝卜酵素　预防癌症

容器：

　　干净玻璃罐（如制作原料10千克，约要45升的罐——4～5倍大）。

　　干净大平盘（塑料制品便可，盘中有沥水的孔洞才行）。

食材：

　　胡萝卜5根（500克左右）、柠檬3个。

调料：

　　冰糖200～500克（视口味而定）。

做法：

　　把胡萝卜切小片，铺一层在瓶底。柠檬切片，铺一层在胡萝卜上面，然后盖一层冰糖。再加胡萝卜后，重复以上做法。瓶内只装八分满，开始发酵时瓶盖不要盖紧，四五天后，打开瓶盖检查没问题再盖紧，置放于阴凉处30～40天，即可饮用。

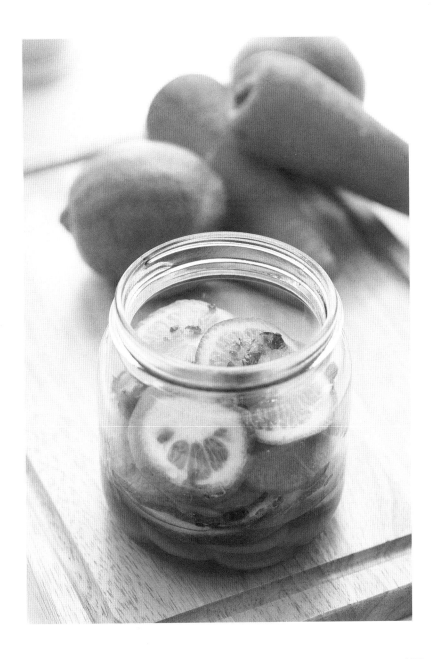

四、美容养颜、减肥瘦身专用酵素

1. 木瓜酵素 消化 + 解毒

容器：

干净玻璃罐（如制作原料 10 千克，约要 45 升的罐——4 ～ 5 倍大）。

干净大平盘（塑料制便可，盘中有沥水的孔洞才行）。

食材：

青木瓜 500 克。

调料：

纯酿造米醋 1 瓶（约 500 毫升）、纯寡糖浆 3 勺（40 ～ 50 毫升）。

做法：

将青木瓜洗净，去籽留皮、切片，切片时不可用金属刀子，要用木或竹刀（只有木瓜酵素特别，必须用木或竹刀），以避免木瓜酵素受破坏。

把准备好的材料以层叠的方式放入玻璃瓶内，淋上纯寡糖浆，再加醋。发酵技巧与制作菠萝酵素（请参考 128 页）相同。

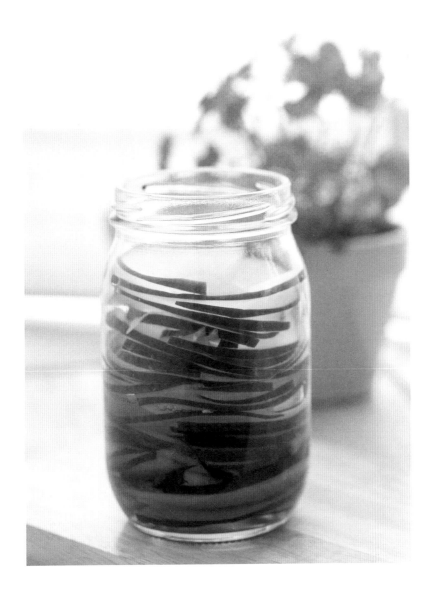

2. 酵素面膜　换肤 + 护理暗疮

食材：

面粉（约 100 克，高筋、中筋或低筋均可）、自制的黑醋酵素（请参考 148 页）。

调料：

柠檬汁少许。

做法：

搅匀材料后，敷在脸上，敷面后 10 ~ 15 分钟，用化妆棉沾冷水清除面膜。用柔软的干毛布，将脸部的水分吸干。拍上消炎化妆水。有需要的话，再涂上暗疮用的面霜（1 周做 1 ~ 2 次）。

功效：

酵素具有分解物质作用，故可消除皮肤的污垢，促进皮肤新生，适合护理暗疮皮肤。

3. 减肥用酵素汁

想减肥的人长期喝含酵素的蔬果汁有很好的效果，但需对症下药，也就是要由适当材料来萃取才行。

🐾 局部肥胖者

有两种综合材料的方式，其一是猕猴桃 1 个（40 ~ 50 克，要

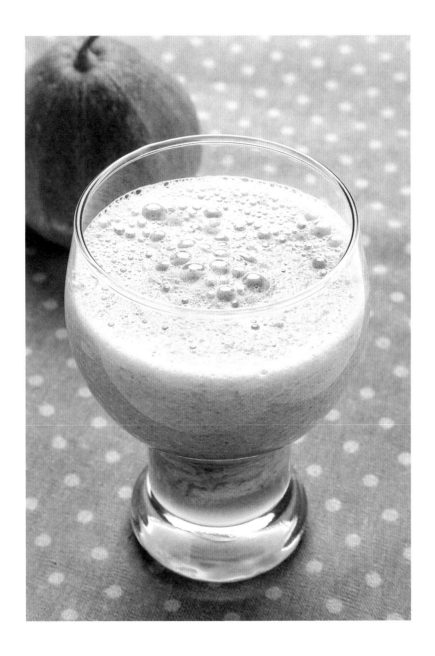

去皮），菠萝 1/4 个（约 100 克，要去皮），萝卜 200 克（厚 5 ～ 6 厘米）；另一种是香蕉 1 根（10 ～ 15 克），胡萝卜 1 根（50 ～ 100 克，不要去皮），香蕉需去皮，加 10 ～ 20 毫升的水打成汁服用。

下半身肥胖者

用牛油果 1/2 个（30 ～ 40 克），小香瓜 1/6 个（约 10 克）以及菠菜 1/2 捆，牛油果及香瓜去皮及种子，切片后将材料混合打成汁饮用（不加水）。

全身肥胖者

有两种酵素蔬果汁制作法，第一种为小西瓜约 1/5 个（200 ～ 300 克），西红柿 2 个（1 个约 50 克），西瓜去皮及种子后切成适当大小，西红柿切片，不加水，然后两者混合打成汁液，长期服用可去油脂。

另一种酵素蔬果汁，材料是中型黄瓜 1 条（约 100 克，不去皮），萝卜 1 块（厚 5 ～ 6 厘米，约 200 克，不去皮），猕猴桃 1/2 个（约 20 克），猕猴桃先去皮，再将上述材料切成适当大小打成汁液即可食用（不加水）。

五、综合酵素

1. 综合草本中药酵素

从天然植物（包括蔬菜、水果及草本植物）中抽取，并经由生物技术方法发酵所得到的酵素综合液是现代人补充酵素的最佳来源。

容器：

干净玻璃罐（如制作原料 10 千克，约要 45 升的罐——4 ~ 5 倍大）。

干净大平盘（塑料制品便可，盘中有沥水的孔洞才行）。

食材：

水果类、蔬菜类、药草类（但要避免用味道强烈及涩味过强的食材，如大蒜、韭菜、菠菜、洋葱、牛蒡、辣椒等），加入冰糖或砂糖，但不可加蜂蜜，否则不良的腐败性微生物易生长导致异常发酵，失败率高。

酿造时间：

快则 15 天，最好能超过 2 个月，3 个月尤其理想，酿造的时间可长可短，若不考虑成本则愈长愈好。

做法：

以水果中的菠萝为例。

先将菠萝洗净（要用过滤的纯净水，不可用自来水，双手与容器均要保持洁净），放在大平盘上，覆干净纱布，让菠萝充分沥干。

玻璃罐洗净并用沸水烫过，或在沸水中煮过灭菌后取出，罐口朝下，让水分完全沥干。

手要充分洗净，将菠萝连皮切片，与冰糖交叉一层又一层置入玻璃罐（一层菠萝，一层冰糖，再一层食材……直到冰糖用完），加入一瓶纯酿米醋，然后加盖，但不可盖得太紧，以免气爆，手上戴干净的塑胶手套，每天将罐中材料充分搅拌（连续搅拌 1 周便可）。

2.九果酵素

食材：

甜菜根 2 个、苹果 1 个、猕猴桃 3 个、葡萄 20 个。

菠萝 1 个（去头尾）、火龙果 2 个（去头尾）、青木瓜 1 个（去子）、西红柿 2 个、牛油果 1 个（去子）。

调料：

红糖 1500 克、蜂蜜 500 克。

做法：

以上水果切片后，全部放入瓶中，加入冷开水或矿泉水以及

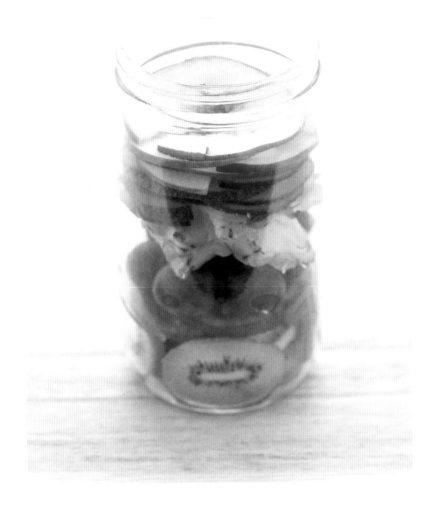

糖、蜂蜜等，倒至瓶口处，制作过程不能加水，一起浸泡 21 天。

瓶口需用 9 层保鲜膜封住，不要太紧绷，要留出膨胀空间，此后不要再加水，发酵约 3 周后，过滤倒出即可，避免进一步发酵。

3. 加水酵素

食材：

水果 500 克。

可制作的原料有菠萝、玫瑰茄、青梅、苹果、南瓜、猕猴桃、青木瓜、葡萄、番茄、金橘、柠檬、甜桃、橙子、桑葚、荔枝、龙眼、柚子、葡萄柚、杨桃等。若要做复合水果酵素，材料则依比例调整即可。

调料：

糖 500 克、水 1200 毫升、发酵牛奶菌或克非尔菌 2 包（4 克）。

做法：

糖与水煮沸放凉备用（糖度控制在 30％～35％）。

水果去除不可食用部分，加入部分糖水以果汁机搅碎。

玻璃容器洗净干燥后加入所有材料拌匀，瓶口不可旋紧，静置发酵约 1 个月即可食用。

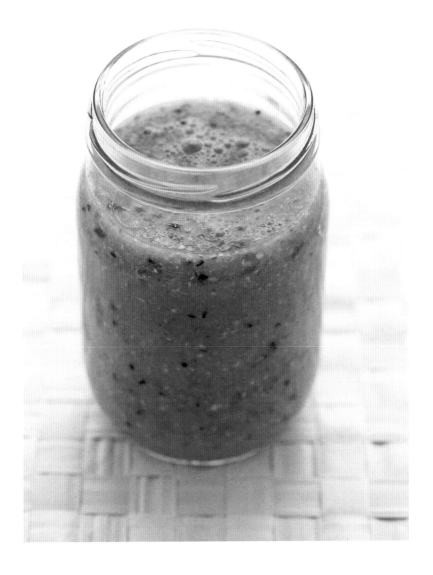

4. 超级黑醋酵素

这是利用某些酵素在酸性环境下会活化的原理，使用的黑醋必须是纯酿造 1 年以上，含丰富的氨基酸及柠檬酸等，以此黑醋为基底，就可以制作出超级黑醋酵素。

食材：

黑醋 350 毫升、梅干 2 个、海带 2 片（5 厘米长）。

调料：

辣椒 2 根、生姜 2 片。

做法：

将材料放入干净、适当大小的瓶中，再倒入黑醋，放置在阴凉处，约浸渍 1 ～ 2 天即可。

做好的黑醋酵素可直接稀释饮用，也可淋在生菜沙拉上，或与酱油混合当蘸料用，长期饮用对健康有益，这是中国养生修道者长寿的秘诀之一。

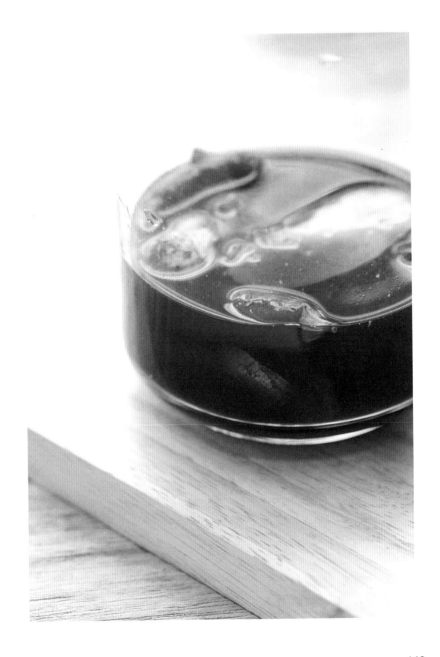

图书在版编目（CIP）数据

酵素／江晃荣著．

-- 长春：吉林科学技术出版社，2020.1

ISBN 978-7-5384-8273-7

Ⅰ.①酵⋯ Ⅱ.①江⋯ Ⅲ.①酶－食品营养 Ⅳ.

① R151.3

中国版本图书馆 CIP 数据核字 (2014) 第 205082 号

版权登记号：07-2014-4420

原名《吃对酵素》，经台湾远足文化事业股份有限公司（方舟文化）授权
在中国大陆地区独家出版发行

酵素
JIAOSU

著　　者　江晃荣

出 版 人　李　梁
责任编辑　孟　波　张　卓
策　　划　紫图图书ZITO®
监　　制　黄 利 万 夏
特约编辑　车　璐
营销支持　曹莉丽
版权支持　王福娇
幅面尺寸　150 毫米 ×215 毫米
字　　数　120 千字
印　　张　5.25
印　　数　58001—76000 册
版　　次　2014 年 9 月第 1 版　2020 年 1 月第 2 版
印　　次　2020 年 1 月第 1 次印刷

出　　版　吉林科学技术出版社
地　　址　长春市净月区福祉大路 5788 号出版大厦 A 座
邮　　编　130118
印　　刷　艺堂印刷（天津）有限公司

书　　号　ISBN 978-7-5384-8273-7
定　　价　49.90 元